Dagmar Dölcker

DAS Ergänzungsset zu den **Lernkarten Schriftliche Prüfung für Heilpraktiker**

Lernkarten
Schriftliche Heilpraktikerprüfung

Oktober 2018 und März 2019

ELSEVIER

Urban & Fischer

Elsevier GmbH, Hackerbrücke 6, 80335 München, Deutschland
Wir freuen uns über Ihr Feedback und Ihre Anregungen an books.cs.muc@elsevier.com

ISBN 978-3-437-58701-6

1. Auflage 2019

Wichtiger Hinweis für den Benutzer
Ärzte/Praktiker und Forscher müssen sich bei der Bewertung und Anwendung aller hier beschriebenen Informationen, Methoden, Wirkstoffe oder Experimente stets auf ihre eigenen Erfahrungen und Kenntnisse verlassen. Bedingt durch den schnellen Wissenszuwachs insbesondere in den medizinischen Wissenschaften sollte eine unabhängige Überprüfung von Diagnosen und Arzneimitteldosierungen erfolgen. Im größtmöglichen Umfang des Gesetzes wird von Elsevier, den Autoren, Redakteuren oder Beitragenden keinerlei Haftung in Bezug auf jegliche Verletzung und/oder Schäden an Personen oder Eigentum, im Rahmen von Produkthaftung, Fahrlässigkeit oder anderweitig, übernommen. Dies gilt gleichermaßen für jegliche Anwendung oder Bedienung der in diesem Werk aufgeführten Methoden, Produkte, Anweisungen oder Konzepte.

Für die Vollständigkeit und Auswahl der aufgeführten Medikamente übernimmt der Verlag keine Gewähr.
Geschützte Warennamen (Warenzeichen) werden in der Regel besonders kenntlich gemacht (®). Aus dem Fehlen eines solchen Hinweises kann jedoch nicht automatisch geschlossen werden, dass es sich um einen freien Warennamen handelt.

Bibliografische Information der Deutschen Nationalbibliothek
Die Deutsche Nationalbibliothek verzeichnet diese Publikation in der Deutschen Nationalbibliografie; detaillierte bibliografische Daten sind im Internet über http://www.d-nb.de/ abrufbar.

19 20 21 22 23 5 4 3 2 1

Um den Textfluss nicht zu stören, wurde bei Patienten und Berufsbezeichnungen die grammatikalisch maskuline Form gewählt. Selbstverständlich sind in diesen Fällen immer alle Geschlechter gemeint.

Planung: Ingrid Puchner, München
Projektmanagement: Martina Gärtner, München
Redaktion und Herstellung: Hildegard Graf, Germering
Satz: abavo GmbH, Buchloe
Druck und Bindung: Drukarnia Dimograf Sp. z o. o., Bielsko-Biała/Polen
Umschlaggestaltung: SpieszDesign, Neu-Ulm
Titelfotografie: © kieferpix – istockphoto.com

Aktuelle Informationen finden Sie im Internet unter **www.elsevier.de.**

Inhaltsverzeichnis

Vorwort

Die vorliegenden Lernkarten beinhalten die Originalprüfungsfragen der Heilpraktikerprüfung der Prüfungstermine Oktober 2018 und März 2019.
Der Fragentyp ist jeweils auf der Fragekarte am rechten Kartenrand markiert als

- **E** Einfachauswahl, mit einer richtigen Antwort
- **M** Mehrfachauswahl, mit zwei richtigen Antworten
- **A** Aussagekombination, mit einer richtigen Antwortkombination

Auf der Rückseite finden sich die gesuchte Antwort und ein Kommentar zu jeder Antwortmöglichkeit. Die Bearbeitung alter Prüfungsfragen eignet sich, neben der Stoffaneignung, sehr gut zur Vorbereitung auf die schriftliche Prüfung. Die Lernkarten sind ideal für die Bearbeitung und Wiederholung „zwischendurch" oder „unterwegs". Dabei ist es neben der Suche nach der richtigen Antwort auch empfehlenswert zu verstehen, warum die anderen nicht in Frage kommen. So eignet man sich eine Menge prüfungsrelevanten Stoffs an, was sowohl in der schriftlichen als auch in der mündlichen Prüfung Vorteile bietet.
Ich wünsche Ihnen viel Spaß und guten Lernerfolg.

München, im Mai 2019
Dagmar Dölcker

Benutzerhinweise

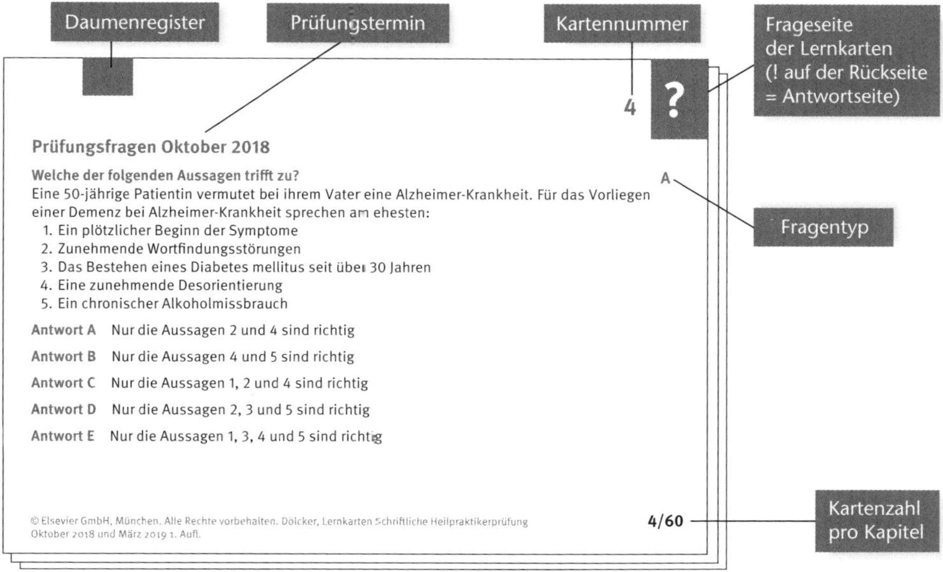

Abkürzungen

A. (Aa)	Arteria (Arteriae)
ACTH	Adrenocorticotropes Hormon, Adrenocorticotropin
ADH	antidiuretisches Hormon
AML	akute myeloische Leukämie
ALL	akute lymphatische Leukämie
ALS	Amyotrophe Lateralsklerose
ASS	Acetylsalicylsäure
BCG	Bacille Calmette Guarin
BMI	Body-Mass-Index
BWS	Brustwirbelsäule
CHE	Cholinesterase
CK	Kreatinkinase
CLL	chronische lymphatische Leukämie
CML	chronische myeloische Leukämie
CMV	Zytomegalievirus
COPD	Chronic Obstructive Pulmonary Disease
CRP	C-reaktives Protein
CVI	Chronische venöse Insuffizienz
Dig.	Digitus (Finger)
EEG	Elektroenzephalogramm
EHEC	enterohämorrhagische Escherichia coli
EKG	Elektrokardiogramm
EPH	E=Edema, P=Proteinurie, H=Hypertonie
EPO	Erythropoetin
FSME	Frühsommermeningoenzephalitis
GFR	glomeruläre Filtrationsrate
GI-Trakt	Gastrointestinaltrakt
GOT	Glutamat-Oxalacetat-Transaminase
GPT	Glutamat-Pyruvat-Transaminase
Gamma-GT	Gamma-Glutamyltransferase
GN	Glomerulonephritis
HF	Herzfrequenz
HiB	Haemophilus influenzae Typ B
HMV	Herzminutenvolumen
HPV	Humane Papilloma-Viren
HUS	hämolytisch-urämisches Syndrom
HWI	Harnwegsinfekt
HWS	Halswirbelsäule
HZV	Herzzeitvolumen

ICR	Interkostalraum
IE	Internationale Einheiten
IfSG	Infektionsschutzgesetz
IKZ	Inkubationszeit
INR	International Normalized Ratio
ISG	Iliosakralgelenk
KHK	Koronare Herzkrankheit
Lig.	Ligamentum
Lj.	Lebensjahr
M.	Musculus
MCH	mittleres korpuskuläres Hämoglobin
MCHC	mittlere korpuskuläre Hämoglobin-Konzentration
MCL	Medioklavikularlinie
MCV	mittleres korpuskuläres Volumen
MRSA	Methicillin-resistenter Staphylokokkus aureus
MRT	Magnetresonanztomografie
N.	Nervus
NO	Stickstoffmonoxid
pAVK	periphere arterielle Verschlusskrankheit
p.m.	punctum maximum
PNP	Polyneuropathie
PTBS	Posttraumatische Belastungsstörung
RKI	Robert-Koch-Institut
RR	Blutdruck
SLE	systemischer Lupus erythematodes
STD	Sexually Transmitted Diseases
StGB	Strafgesetzbuch
STH	Somatotropes Hormon, Somatotropin
STIKO	Ständige Impfkommission am Robert-Koch-Institut
TBC	Tuberkulose
TIA	transitorische ischämische Attacke
TRBA 250	Technische Regelung für biologische Arbeitsstoffe
u.a.	unter anderem
V.a.	Verdacht auf
v.a.	vor allem
V. (Vv)	Vena (Venae)
ZNS	Zentrales Nervensystem

1 ?

Prüfungstermin Oktober 2018

M

Welche der folgenden Aussagen treffen zu?
Wählen Sie **zwei** Antworten!
Mit Brustschmerz geht typischerweise einher

Antwort A Hodentorsion

Antwort B Pleuritis

Antwort C Hirnbasisarterienaneurysma

Antwort D Morbus Perthes

Antwort E Akutes Koronarsyndrom

Antworten B und E sind richtig.

Zu Antwort A
Die Leitsymptome der Hodentorsion sind ein akuter skrotaler Schmerz, der in Leiste und Unterbauch zieht. Begleitend treten Schwellung, Rötung, Hodenhochstand auf. Das Prehn-Zeichen ist negativ.

Zu Antwort B
Die Pleuritis (sicca) geht mit atemabhängigen, stechenden Schmerzen im Thoraxbereich einher.

Zu Antwort C
Die Symptome des (rupturierten) Hinrbasisaneurysmas sind stärkste Kopfschmerzen, Übelkeit, Erbrechen, Bewusstseinsstörungen. Nicht rupturierte Aneurysmen sind häufig symptomlos.

Zu Antwort D
Die Symptome des Morbus Perthes (Hüftkopfnekrose) sind v.a. Hinken und Knieschmerzen (Projektionsschmerzen). Hüftschmerzen sind selten.

Zu Antwort E
Das akute Koronarsyndrom (instabile Angina pectoris und Herzinfarkt) geht typischerweise mit thorakalen (retrosternalen) Schmerzen einher, die folgende Ausstrahlung haben können: Hals, Unterkiefer, Zähne, linke Schulter, Arme bis in die Fingerspitzen, Oberbauch und Rücken.

Prüfungstermin Oktober 2018

Welche der folgenden Aussagen zur Krätze (Skabies) treffen zu? M
Wählen Sie **zwei** Antworten!

Antwort A Bei Erwachsenen sind Finger- und Zehenzwischenräume sehr selten betroffen

Antwort B Es bestehen juckende Hautreaktionen

Antwort C Skabies ist eine bakterielle Hautinfektion

Antwort D Für Heilpraktiker besteht ein Behandlungsverbot nach Infektionsschutzgesetz (IfSG)

Antwort E Die Zeit zwischen Ansteckung und Auftreten von Symptomen beträgt etwa 3 Monate

Antworten B und D sind richtig.

Zu Antwort A

Die Prädilektionsstellen bei Erwachsenen sind Hautbezirke, die eine dünne Hornschicht tragen: Schwimmhäute der Hände und Füße, vordere Axilla, Mammae, Genitalregion und Nabelbereich. Bei Kindern kann selten der Kopf betroffen sein.

Zu Antwort B

Ekzemartiges, juckendes Exanthem mit Rötungen, Papeln (bis Noduli), Vesikeln, Quaddeln, Kratzexkoriationen und Schuppung sind typisch für die Skabies.

Zu Antwort C

Die Skabies (Krätze) wird durch Krätzmilben (Sarcoptes scabiei) hervorgerufen. Sie zählen zu den Ektoparasiten.

Zu Antwort D

Für Heilpraktiker besteht ein Behandlungsverbot nach §24 in Verbindung mit dem §34 Infektionsschutzgesetz (IfSG).

Zu Antwort E

Die Übertragung erfolgt über engen Hautkontakt. Nach einer Inkubationszeit von 2–6 Wochen haben die Milben in der Epidermis Gänge gegraben, in denen der Milbenkot deponiert wird, der für den typischen nächtlichen Juckreiz verantwortlich ist.

Prüfungstermin Oktober 2018

Welche Aussage trifft zu? E

Bei schwerer Herzinsuffizienz mit drohendem Lungenödem ist folgende Lagerung angezeigt

Antwort A Halbsitzend, Beine tief

Antwort B Oberkörper tief, Beine hoch, wegen des drohenden kardiogenen Schocks

Antwort C Stabile Seitenlagerung

Antwort D Es ist keine besondere Lagerung notwendig

Antwort E Strikte Flachlagerung aufgrund der pulmonalen Belastung

Antwort A ist richtig.

Zu Antwort A
Die schwere Herzinsuffizienz mit drohendem Lungenödem geht mit u.a. Dyspnoe, Tachypnoe, Zyanose einher. Die adäquate Lagerung ist eine sitzende oder halbsitzende Lagerung mit Tieflagerung der Beine.

Zu Antwort B
Beim drohenden kardiogenen Schock im Rahmen einer schweren Herzinsuffizienz ist die Oberkörper-Hochlagerung mit Tieflagerung der Beine adäquat. Oberkörper-Tieflagerung mit Hochlagerung der Beine ist u.a. beim hypovolämischen Schock angebracht, um eine Autotransfusion zu erreichen.

Zu Antwort C
Die stabile Seitenlagerung ist bei jedem bewusstlosen Patienten mit erhaltener Atmung und Pumpfunktion angebracht.

Zu Antwort D
Die adäquate Lagerung bei schwerer Herzinsuffizienz mit drohendem Lungenödem ist eine sitzende oder halbsitzende Lagerung mit Tieflagerung der Beine.

Zu Antwort E
Bei pulmonaler Belastung ist eine Hochlagerung des Oberkörpers angebracht. Eine flache Lagerung geht mit einer Verschlechterung der pulmonalen Situation einher.

Prüfungstermin Oktober 2018

Welche der folgenden Aussagen trifft zu?

A

Eine 50-jährige Patientin vermutet bei ihrem Vater eine Alzheimer-Krankheit. Für das Vorliegen einer Demenz bei Alzheimer-Krankheit sprechen am ehesten:

1. Ein plötzlicher Beginn der Symptome
2. Zunehmende Wortfindungsstörungen
3. Das Bestehen eines Diabetes mellitus seit über 30 Jahren
4. Eine zunehmende Desorientierung
5. Ein chronischer Alkoholmissbrauch

Antwort A Nur die Aussagen 2 und 4 sind richtig

Antwort B Nur die Aussagen 4 und 5 sind richtig

Antwort C Nur die Aussagen 1, 2 und 4 sind richtig

Antwort D Nur die Aussagen 2, 3 und 5 sind richtig

Antwort E Nur die Aussagen 1, 3, 4 und 5 sind richtig

Antwort A ist richtig.

Zu Aussage 1
Die Symptome der Alzheimer-Demenz beginnen schleichend und machen sich als Gedächtnisprobleme bemerkbar. Ferner treten Orientierungsstörungen auf, die zunächst in fremder Umgebung in Erscheinung treten, z.B. auf Reisen. Ein eher plötzlicher Symptombeginn einer Demenz ist bei der vaskulären Demenz zu beobachten.

Zu Aussage B
Wortfindungsstörungen sind typische Symptome der Alzheimer-Demenz.

Zu Aussage C
Das Bestehen eines Diabetes mellitus seit über 30 Jahren kann ein Hinweis auf eine vaskuläre Demenz sein. Für die Demenz vom Alzheimer-Typ ist der Diabetes mellitus nach heutigem Kenntnisstand kein Risikofaktor.

Zu Aussage D
Eine zunehmende Desorientierung ist ein Symptom der Demenz vom Alzheimer-Typ.

Zu Aussage E
Der chronische Alkoholmissbrauch kann durchaus zu einer Demenz führen. Diese Demenzform wird jedoch (nach ICD-10) nicht der Demenz eines Alzheimer-Typs zugeordnet, sondern den „sonstigen degenerativen Erkrankungen des Nervensystems".

Prüfungstermin Oktober 2018

Welche Aussage zur Eisenmangelanämie trifft zu? E

Antwort A Die Eisenmangelanämie gehört zu den seltensten Formen der Anämie

Antwort B Bei der Eisenmangelanämie ist die Hämoglobinkonzentration im Blut typischerweise erhöht

Antwort C Eine Eisenmangelanämie ist typischerweise eine mikrozytäre hypochrome Anämie

Antwort D Die häufigste Ursache der Eisenmangelanämie ist eine Resorptionsstörung von Eisen

Antwort E Die Eisenmangelanämie kommt bei Männern häufiger vor als bei Frauen

Antwort C ist richtig.

Zu Antwort A

Die Eisenmangelanämie ist weltweit gesehen die häufigste Anämieform. Im Laborbefund sind Hämatokrit, Hämoglobin, Erythrozyten, MCV, MCH, Ferritin und Eisen im Serum erniedrigt und das Transferrin erhöht.

Zu Antwort B

Die Anämie ist als Verminderung der Hämoglobinkonzentration, des Hämatokrits und/oder der Erythrozyten definiert.

Zu Antwort C

Bei der Eisenmangelanämie handelt es sich typischerweise um eine mikrozytäre, hypochrome Anämie.

Zu Antwort D

Die häufigste Ursache der Eisenmangelanämie bei der Frau ist der Blutverlust im Rahmen der Monatsblutung. Die häufigste Ursache bei Männern ist der Blutverlust über den Gastrointestinaltrakt, v.a. bei Ulcus ventrikuli.

Zu Antwort E

Die Eisenmangelanämie kommt bei Frauen häufiger vor als bei Männern.

Prüfungstermin Oktober 2018

Welche der folgenden Aussagen treffen zu? M
Wählen Sie **zwei** Antworten!
In der differenzialdiagnostischen Unterscheidung zwischen Colitis ulcerosa und Morbus Crohn sprechen typischerweise für eine Colitis ulcerosa:

Antwort A Leitsymptom: blutig-schleimige Stühle

Antwort B Bauchschmerzen

Antwort C Befällt meist den Dünndarm

Antwort D Die Entzündung betrifft vorwiegend die oberflächlichen Schleimhautschichten des betroffenen Darmabschnittes

Antwort E Schubweiser und chronischer Verlauf

Antworten A und D sind richtig.

Zu Antwort A
Blutig-schleimige Stühle sind ein typischer Befund bei der Colitis ulcerosa. Beim Morbus Crohn sind die Stühle eitrig, schleimig und breiig. Blutbeimengungen sind selten.

Zu Antwort B
Abdominelle Schmerzen finden sich bei beiden Erkrankungen.

Zu Antwort C
Bei der Colitis ulcerosa ist v.a. der Dickdarm, selten kann auch das terminale Ileum betroffen sein („Backwash Ileitis"). Bei Morbus Crohn kann der gesamte GI-Trakt betroffen sein, am häufigsten jedoch der Dünndarm (terminales Ileum)

Zu Antwort D
Bei der Colitis ulcerosa beginnt die entzündliche Reaktion im Rektum und wandert nach proximal fort. Die Entzündung erfasst oberflächliche Schleimhautschichten. Beim Morbus Crohn sind alle Schichten betroffen.

Zu Antwort E
Der Verlauf kann bei CED unterschiedlich sein: Am häufigsten findet sich der chronisch-rezidivierende Verlauf mit Verlauf in Schüben, seltener ist ein chronisch-progredienter oder fulminanter Verlauf.

Prüfungstermin Oktober 2018

Welche der folgenden Maßnahmen ist/sind angezeigt, um das Risiko einer Thrombose bei Interkontinentalflügen zu vermindern? A

1. Tragen von Kompressionsstrümpfen
2. Verabreichen von Antikoagulanzien
3. Flüssigkeitszufuhr
4. Regelmäßige Bewegung der Beine
5. Einnahme einer Ruheposition während des Fluges und möglichst wenig Änderung der Körperposition

Antwort A Nur die Aussage 4 ist richtig

Antwort B Nur die Aussagen 1 und 5 sind richtig

Antwort C Nur die Aussagen 1, 2 und 3 sind richtig

Antwort D Nur die Aussagen 2, 3 und 5 sind richtig

Antwort E Nur die Aussagen 1, 2, 3 und 4 sind richtig

Antwort E ist richtig.

Zu Aussage 1
Das Tragen von Kompressionsstrümpfen ist bei Langstreckenflügen indiziert. Sie unterstützen die Muskelpumpe und fördern den venösen Rückfluss zum Herzen.

Zu Aussage 2
Die Einnahme von Antikoagulanzien z.B. Acetylsalicylsäure oder Heparin reduziert die Wahrscheinlichkeit der Thrombenbildung und ist bei Langstreckenflügen indiziert.

Zu Aussage 3
Hohe Flüssigkeitszufuhr reduziert die Wahrscheinlichkeit der Thrombenbildung und ist bei Langstreckenflügen indiziert.

Zu Aussage 4
Regelmäßige Bewegung der Beine reduziert die Wahrscheinlichkeit der Thrombenbildung und ist bei Langstreckenflügen indiziert.

Zu Aussage 5
Die Einnahme einer Ruheposition während des Fluges und möglichst wenig Änderung der Körperposition fördert die Entstehung von Thrombosen.

Prüfungstermin Oktober 2018

Ein Elternpaar kommt mit der 2-jährigen Tochter zu Ihnen. Es berichtet, dass ihre Tochter seit dem Morgen im Rahmen von Schmerzattacken erbreche. Zwischen diesen Attacken sei sie sehr ruhig. Die Eltern äußern im Weiteren den Verdacht, dass die Schmerzen im Bauchbereich zu lokalisieren seien. Vor einigen Tagen habe die Tochter schon einmal unter Durchfall und Erbrechen gelitten. Diese Symptome hatten sich jedoch unter entsprechender Schonkost zügig gebessert. Bei der Palpation des Abdomens tasten Sie eine feste Struktur im rechten Mittelbauch. E

Welche Aussage trifft zu?

Antwort A Sie empfehlen die Fortführung der Schonkost und lokale Wärme im Bauchbereich

Antwort B Die Symptome stehen im direkten Zusammenhang mit der Gastroenteritis und werden nach ein paar Tagen abklingen

Antwort C Sie empfehlen ballaststoffreiche Kost und reichlich Flüssigkeitszufuhr

Antwort D Es besteht der Verdacht der Invagination

Antwort E Das Kind sollte ein Schmerzmittel bekommen und sich ausruhen

Antwort D ist richtig.

Zu Antwort A

Es besteht der Verdacht einer Invagination. Schonkost und die Anwendung lokaler Wärme im Bauchbereich sind nicht indiziert, das Kind muss von einem Arzt gesehen werden.

Zu Antwort B

Ein möglicher Triggerfaktor für die Invagination kann ein möglicher viraler Darminfekt sein. Die Symptome sprechen für eine Invagination. Diese stellt einen Notfall dar.

Zu Antwort C

Ballaststoffreiche Kost und reichlich Flüssigkeit können bei Obstipation hilfreich sein. Im vorliegenden Fall ist eine zügige Vorstellung beim Arzt notwendig.

Zu Antwort D

Die o.g. Angaben sprechen für eine Invagination. Typisch sind der akute Beginn mit starken, kolikartigen Bauchschmerzen, Erbrechen und blutig-schleimigen Durchfällen. Freie Intervalle sind möglich. In der abdominellen Untersuchung ist häufig ein Tumor (Walze) tastbar.

Zu Antwort E

Die Therapieoptionen sind entweder ein hydrostatischer Einlauf oder eine operative Revision.

Prüfungstermin Oktober 2018

Welche Aussage zur Hyperthyreose trifft zu? E

Antwort A Bei einer Schilddrüsenüberfunktion sind Trijodthyronin (T3) und Thyroxin (T4) im Blut vermindert

Antwort B Die häufigste Ursache ist eine Hashimoto-Thyreoiditis

Antwort C Eine vermehrte Einnahme von Schilddrüsenhormonen kann Symptome einer Hyperthyreose verursachen

Antwort D Bei einer Schilddrüsenautonomie sind in der Szintigraphie sogenannte kalte Knoten charakteristisch

Antwort E Es besteht eine Empfehlung zum Aufenthalt in jodhaltiger Meeresluft

Antwort C ist richtig.

Zu Antwort A
Bei einer Schilddrüsenüberfunktion sind Trijodthyronin (T3) und Thyroxin (T4) im Blut erhöht und das TSH vermindert.

Zu Antwort B
Die Hyperthyreose wird am häufigsten durch den Morbus Basedow oder eine Schilddrüsenautonomie hervorgerufen, seltener durch eine Überdosierung von Schilddrüsenhormonen bei einer Ersatztherapie, durch eine Hashimoto-Thyreoiditis oder ein Schilddrüsenkarzinom.

Zu Antwort C
Eine vermehrte Einnahme von Schilddrüsenhormonen kann Symptome einer Hyperthyreose verursachen.

Zu Antwort D
Bei einer Schilddrüsenautonomie sind in der Szintigraphie sogenannte warme oder heiße Knoten charakteristisch.

Zu Antwort E
Der Aufenthalt in jodhaltiger Meeresluft kann die Symptome der Hyperthyreose, insbesondere bei Schilddrüsenautonomie verstärken.

Prüfungstermin Oktober 2018

Zu Ihnen kommt ein 50-jähriger Patient, der beim Wasserlassen Blut im Urin beobachtet hat. Weiterhin klagt er über Dysurie insbesondere nach körperlicher Bewegung. Die Nierenlager sind beidseits bei Ihrer Untersuchung nicht klopfschmerzhaft, Fieber besteht nicht. Die Prostata ist vergrößert. M

Welche der folgenden Aussagen treffen zu?
Wählen Sie **zwei** Antworten!

Antwort A Der Befund deutet auf eine Pyelonephritis hin

Antwort B Es handelt sich um eine Mikrohämaturie

Antwort C Es kann sich um einen Blasenstein handeln

Antwort D Ein bösartiges Leiden ist ausgeschlossen

Antwort E Im vorliegenden Fall besteht ein erhöhtes Risiko für rezidivierende Harnwegsinfekte

Antworten C und E sind richtig.

Zu Antwort A

Die Symptome der Pyelonephritis v.a. Fieber, klopfdolente Nierenlager, schweres Krankheitsgefühl und Miktionsstörungen sind nicht beschrieben.

Zu Antwort B

Im o.g. Beispiel handelt es sich um eine Makrohämaturie, denn das Blut im Urin war für den Patienten sichtbar.

Zu Antwort C

Blasensteine können in der Niere entstehen oder in der Blase. Kleine Steine werden über die Harnröhre ausgespült. Bei Abflusshindernissen, z.B. einer vergrößerten Prostata können sie die Blase nicht verlassen, verbleiben dort und wachsen weiter. Das würde die Hämaturie und Dysurie erklären. Es kann sich auch um kleine Steine handeln, die sich bei körperlicher Aktivität lösen und die Ureteren nach unten wandern, das Gewebe traumatisieren und eine Makrohämaturie hervorrufen.

Zu Antwort D

Ein bösartiges Leiden kann nicht ausgeschlossen werden.

Zu Antwort E

Abflusshindernisse und ein Steinleiden sind Risikofaktoren für bakterielle Infektionen der ableitenden Harnwege.

Prüfungstermin Oktober 2018

Sie untersuchen ein 2-jähriges Mädchen, bei dem aktuell eine Mukoviszidose (zystische Fibrose) diagnostiziert wurde. Eine Therapie wurde noch nicht begonnen. A

Welche(r) der folgenden Befunde passt (passen) zur vorliegenden Diagnose?

1. Übergewicht
2. Gedeihstörung
3. Rezidivierende Bronchitis
4. Fettstühle
5. Auffällige Zusammensetzung des Schweißes

Antwort A Nur die Aussage 3 ist richtig

Antwort B Nur die Aussagen 1 und 5 sind richtig

Antwort C Nur die Aussagen 2 und 4 sind richtig

Antwort D Nur die Aussagen 2, 3, 4 und 5 sind richtig

Antwort E Alle Aussagen sind richtig

Antwort D ist richtig.

Zu Aussage 1

Übergewicht ist kein Symptom der Mukoviszidose. Die Patienten leiden unter einer Gedeihstörung, sind klein und mager.

Zu Aussage 2

Die Mukoviszidose ist eine häufige (1 : 2500) autosomal-rezessiv vererbte Stoffwechselkrankheit, die exokrine Drüsen betrifft v.a. Bronchial-, Pankreas-, Speichel- und Schweißdrüsen. Typisch und häufig ist die Entwicklung einer Pankreasinsuffizienz, die zum Malassimilationssyndrom führt. Daraus resultiert eine Gedeihstörung, Minderwuchs und Gewichtsabnahme.

Zu Aussage 3

Rezidivierende Bronchitiden sind eine typische und häufige Erscheinung bei der Mukoviszidose. Im Zuge der Erkrankung wird ein sehr zäher Schleim in den Bronchien produziert, der bei Retention ein idealer Boden für Bakterien ist. Die Folge der rezidivierenden bronchopulmonalen Infekte kann eine respiratorische Insuffizienz sein.

Zu Aussage 4

Fettstühle sind Symptom der exokrinen Pankreasinsuffizienz und somit Symptom der Mukoviszidose.

Zu Aussage 5

Die Zusammensetzung des Schweißes ist auffällig; er ist übermäßig salzig.

Prüfungstermin Oktober 2018

Welche Aussage zur Schizophrenie trifft zu?

E

Antwort A Ein akuter Krankheitsbeginn ist prognostisch eher günstig

Antwort B Symptome nach Drogenkonsum haben keine Ähnlichkeit mit Symptomen der Schizophrenie

Antwort C Mit geduldiger Erklärung kann sich der Patient vom Wahninhalt lösen

Antwort D Es treten keine kognitiven Defizite auf

Antwort E Frauen erkranken in der Regel deutlich früher als Männer an einer Schizophrenie

Antwort A ist richtig.

Zu Antwort A
Prognostisch günstige Faktoren sind akuter Beginn, manifeste Auslöser, kurze Krankheitsepisode, weibliches Geschlecht, gute Compliance und sichere Einbettung im familiären und sozialen Umfeld.

Zu Antwort B
Symptome, die sich nach Konsum von Drogen zeigen, können die gleichen sein wie die bei der Schizophrenie.

Zu Antwort C
Der Wahn und die Wahninhalte sind nicht korrigierbar, das bedeutet, dass Erklärungen (auch die geduldigsten) nicht dazu beitragen werden, dass der Patient sich vom Wahngedanken und Wahninhalt lösen kann.

Zu Antwort D
Kognitive Defizite treten z.B. als Gedächtnis- und Konzentrationsprobleme sehr häufig auf.

Zu Antwort E
Männer erkranken im Durchschnitt um das 20. Lebensjahr, Frauen etwa 5 Jahre später, wobei beide Geschlechter gleich häufig betroffen sind.

Prüfungstermin Oktober 2018

Welche der folgenden Aussagen zum Erysipel treffen zu? **M**
Wählen Sie **zwei** Antworten!

Antwort A Am häufigsten betroffen sind die Hautfalten (Intertrigines) in den Leisten und Ellenbeugen

Antwort B Eine mögliche Komplikation ist das Rezidiv mit Lymphstau

Antwort C Es handelt sich um eine Viruserkrankung

Antwort D Das Symptom Fieber schließt ein Erysipel weitgehend aus

Antwort E Als Eintrittspforte kommt eine Tinea pedis (Fußpilz) in Frage

Antworten B und E sind richtig.

Zu Antwort A
Prädilektionsstellen sind Unterschenkel und Gesicht.

Zu Antwort B
Wiederholte Episoden führen zur Fibrosierung der Lymphgefäße, was den Lymphabfluss behindert und zur Entstehung eines Lymphödems führt.

Zu Antwort C
Das Erysipel ist eine akute Hautentzündung, die durch Bakterien, meist durch β-hämolysierende Streptokokken der Gruppe A hervorgerufen wird.

Zu Antwort D
Bei Erstmanifestation besteht neben den lokalen Symptomen in der Regel hohes Fieber mit Schüttelfrost, starkem Krankheitsgefühl und Lymphknotenschwellung. Bei Rezidiven kann die systemische Reaktion deutlich abgeschwächt ausfallen.

Zu Antwort E
Der Erregereintritt erfolgt meist an mazerierten Stellen, etwa im Zehenzwischenraum durch mykotische Besiedlung, oder an Mundwinkelrhagaden, nach mechanischen Hautverletzungen oder auch nach Insektenstichen. Andere Risikofaktoren sind venöse Abflussstörungen und ein Ulcus cruris, Lymphabflussstörungen, Adipositas und Diabetes mellitus.

Prüfungstermin Oktober 2018

Welche Aussage trifft zu?
Die Masern sind eine Erkrankung

Antwort A die eine geringe Infektiosität aufweist

Antwort B die erst mit Beginn des Exanthems ansteckend ist

Antwort C zu deren Übertragung kein direkter Körperkontakt nötig ist

Antwort D die einen leichten Verlauf hat und die keiner Prophylaxe bedarf

Antwort E die gut mit Antibiotika therapierbar ist

Antwort C ist richtig.

Zu Antwort A
Das Masernvirus ist extrem ansteckend und löst auch bei kurzzeitiger Exposition eine Infektion aus (Kontagiositätsindex bei nahezu 100%).

Zu Antwort B
Die Ansteckungsfähigkeit beginnt am Ende der Inkubationszeit, ist am höchsten in der Prodromalphase und sinkt mit dem Auftreten des Exanthems.

Zu Antwort C
Die Übertragung erfolgt meist über Tröpfchen, seltener über Schmierinfektion. Dabei ist kein direkter Kontakt nötig. Für eine Infektion reicht es aus sich im gleichen Raum zu befinden.

Zu Antwort D
Masern können einen leichten oder aber einen schweren Verlauf haben. Die Komplikationen sind Otitis media, Masernpneumonie, Laryngotracheitis, akute Masernenzephalitis oder die subakute sklerosierende Panenzephalitis.

Zu Antwort E
Antibiotika können bei bakteriellen Erkrankungen therapeutisch eingesetzt werden, bei viralen Erkrankungen sind sie nutzlos (außer bei sekundären bakteriellen Infektionen). Bei Masern handelt es sich um eine virale Infektion.

Prüfungstermin Oktober 2018

Welche der folgenden Aussagen trifft (treffen) zu? A

Ein komplexes regionales Schmerzsyndrom (früher Morbus Sudeck)

1. entsteht nur nach Frakturen
2. beruht auf einer neurovaskulären Fehlregulation mit Durchblutungsstörungen an Knochen und Weichteilen
3. geht mit Einschränkungen der Gelenkbeweglichkeit einher
4. kann mit einer radiologisch nachweisbaren Osteoporose einhergehen
5. ist auch in fortgeschrittenen Stadien mit einer multimodalen Therapie gut zu behandeln

Antwort A Nur die Aussage 1 ist richtig

Antwort B Nur die Aussagen 2 und 5 sind richtig

Antwort C Nur die Aussagen 2, 3 und 4 sind richtig

Antwort D Nur die Aussagen 2, 3 und 5 sind richtig

Antwort E Alle Aussagen sind richtig

Antwort C ist richtig.

Zu Aussage 1

Ein komplexes regionales Schmerzsyndrom entwickelt sich meist an distal gelegenen Körperteilen. Es kann nach Frakturen (Traumen) entstehen, aber auch nach Operationen (fern der Extremitäten), Nervenschädigungen und bei vegetativen Störungen.

Zu Aussage 2

Die Ursachen der Erkrankung sind nicht vollständig geklärt. Angenommen werden eine Störung der vegetativen Innervation, Durchblutungsstörungen, Überschuss an Entzündungsmediatoren im betroffenen Gebiet und im ZNS und psychosomatische Störungen.

Zu Aussage 3

Das komplexe regionale Schmerzsyndrom verläuft in Stadien, wobei in jedem Stadium die Gelenkbeweglichkeit eingeschränkt ist.

Zu Aussage 4

Eine Ausbildung der Osteoporose ist im fortgeschrittenen Stadium nachweisebar.

Zu Aussage 5

Die Behandlung des komplexen regionalen Schmerzsyndroms ist in jedem Stadium schwierig, besonders aber in fortgeschrittenen Stadien. Auch bei einer multimodalen Therapie können funktionelle Einschränkungen bestehen bleiben.

Prüfungstermin Oktober 2018

Welche der folgenden Aussagen zum Diabetes mellitus Typ 1 treffen zu? M
Wählen Sie **zwei** Antworten!

Antwort A Durch die verminderte Sensibilität und Dichte der Insulinrezeptoren (Down-Regulation) besteht eine Insulinresistenz

Antwort B Es besteht ein absoluter Insulinmangel

Antwort C Der Diabetes mellitus Typ 1 wird primär mit oralen Antidiabetika behandelt

Antwort D Beim Diabetes mellitus Typ 1 spielen genetische Faktoren eine prädisponierende Rolle

Antwort E Erst ab einem Nüchtern-Plasma-Glukosewert von über 200 mg/dl (11,1 mmol/l) spricht man von einem Diabetes mellitus Typ 1

Antworten B und D sind richtig.

Zu Aussage 1

Beim Diabetes mellitus Typ II besteht eine Insulinresistenz durch verminderte Sensibilität und Dichte der Insulinrezeptoren (Down-Regulation). Beim Diabetes mellitus Typ I besteht ein absoluter Insulinmangel durch Untergang der insulinproduzierenden β-Zellen in den Langerhans'schen Inseln.

Zu Aussage 2

Bei Diabetes mellitus besteht ein absoluter Insulinmangel.

Zu Aussage 3

Der Diabetes mellitus Typ 1 wird primär mit Substitution von Insulin behandelt. Beim Diabetes mellitus Typ II kommen orale Antidiabetika zum Einsatz.

Zu Aussage 4

Ursache des Typ-1-Diabetes ist eine autoimmune Zerstörung der Langerhans-Zellen des Pankreas. Die Entstehung des Autoimmunprozesses gegen die β-Zellen kann genetisch verankert sein und durch virale Infekte gefördert werden, z. B. durch Mumps-, Masern- oder Coxsackie-Virus-Infektionen.

Zu Aussage 5

Vom Diabetes mellitus (Typ I und II) wird dann gesprochen, wenn der Nüchtern-Plasma-Glukosewert von über 126 mg/dl oder unabhängig von den Mahlzeiten über 200 mg/dl gemessen wird.

Prüfungstermin Oktober 2018

Welche der folgenden Aussagen zur infektiösen Hepatitis treffen zu? **M**
Wählen Sie **zwei** Antworten!

Antwort A Die Hepatitis A ist eine Infektionskrankheit, die meist über kontaminierte Lebensmittel übertragen wird

Antwort B Die Hepatitis B zählt zu den impfpräventablen Infektionskrankheiten

Antwort C Die Hepatitis C wird ausschließlich über Sexualkontakte übertragen

Antwort D Bei der Hepatitis E kommt es in den meisten Fällen zu einer Chronifizierung

Antwort E Eine medikamentöse Behandlung der chronischen Hepatitis ist nicht möglich

Antworten A und B sind richtig.

Zu Antwort A
Die Hepatitis A wird am häufigsten fäkal-oral, über verunreinigtes Wasser und Lebensmittel übertragen.

Zu Antwort B
Eine Impfung gegen Hepatitis A und B steht zur Verfügung.

Zu Antwort C
Die Hepatitis C wird in den meisten Fällen über Blutprodukte übertragen, sehr selten über sexuelle Kontakte.

Zu Antwort D
Eine Chronifizierung bei der Hepatitis E ist sehr selten und betrifft in der Regel immunsupprimierte Patienten.

Zu Antwort E
Die Behandlung einer chronischen Hepatitis ist mit antiviralen Substanzen möglich.

Prüfungstermin Oktober 2018

Welche Aussage zum Herz-Kreislauf-System trifft zu? E

Antwort A Bei Patienten mit arterieller Hypertonie ist die primäre Hypertonie (ohne erkennbare Ursache) selten anzutreffen (unter 10%)

Antwort B Ursache einer orthostatischen Dysregulation kann eine Exsikkose sein

Antwort C Der arterielle Blutdruck wird üblicherweise in Zentimeter Quecksilbersäule (cmHg) gemessen

Antwort D Der diastolische Blutdruck kann höher als der systolische Blutdruck sein

Antwort E Die orthostatische Dysregulation geht in der Regel mit stark erhöhten Blutdruckwerten einher

Antwort B ist richtig.

Zu Antwort A

Die primäre Hypertonie ist die häufigste Hypertonieform und betrifft 90 % aller Hochdruckpatienten. Die Ursache ist unbekannt; angenommen wird eine multifaktorielle Genese, die u. a. durch Stress, Adipositas, Rauchen, übermäßigen Alkohol-, Kaffeegenuss und atherogene Ernährung begünstigt wird.

Zu Antwort B

Ursache einer orthostatischen Dysregulation kann eine Exsikkose sein, u.a. durch starkes Erbrechen, Diarrhö oder Diuretikaeinnahme.

Zu Antwort C

Der arterielle Blutdruck wird üblicherweise in Millimeter Quecksilbersäule (mmHg) gemessen.

Zu Antwort D

Der systolische Blutdruck ist immer höher als der diastolische Blutdruck.

Zu Antwort E

Die orthostatische Dysregulation geht in der Regel mit stark erniedrigten Blutdruckwerten einher.

Prüfungstermin Oktober 2018

Welche der folgenden Aussagen zur Depression treffen zu? **M**
Wählen Sie **zwei** Antworten!

Antwort A Eine Behandlungsmöglichkeit ist die kognitive Verhaltenstherapie

Antwort B Libidosteigerung ist ein Symptom

Antwort C Sportaktivitäten können die Symptomatik bessern und präventiv wirken

Antwort D Eine depressive Erkrankung kann nicht ein zweites Mal auftreten

Antwort E Depressive Erkrankungen gibt es nur bei Erwachsenen

Antwort A und C ist richtig.

Zu Antwort A

Neben medikamentöser Therapie mit Antidepressiva ist die kognitive Verhaltenstherapie eine mögliche Therapieform. Sie ist am besten untersucht und in ihrer Wirksamkeit nachgewiesen.

Zu Antwort B

Typisch für die Depression ist der Libidoverlust. Andere Symptome sind v.a. psychische Verstimmung bis zur völligen Gefühllosigkeit, Denk- und Antriebshemmung, Schlafstörungen, Appetitlosigkeit, innere Unruhe, Verlust von Initiative und Entscheidungsfähigkeit, Angst, Hoffnungslosigkeit und Suizidgedanken.

Zu Antwort C

Sportaktivitäten können zu einer Besserung der Symptomatik führen und auch eine präventive Wirkung haben.

Zu Antwort D

Eine depressive Erkrankung kann als einzelne Episode auftreten. Die Episoden können aber auch rezidivieren.

Zu Antwort E

Depressive Erkrankungen können auch bei Kindern auftreten. Sie zählen zu den häufigsten psychischen Erkrankungen bei Kindern und Jugendlichen und sind häufig mit anderen psychischen Störungen wie Angststörungen oder ADHS gekoppelt.

Prüfungstermin Oktober 2018

Welche der folgenden Aussagen zur Tuberkulose treffen zu? **A**

1. Tuberkulose ist immer auf die Lunge beschränkt
2. Gewichtsverlust und blutiger Auswurf beim Husten können Symptome sein
3. Bei früherer ausgeheilter Tuberkulose ist eine erneute Infektion unmöglich
4. Bei Erkrankung an Tuberkulose gilt ein Behandlungsverbot für Heilpraktiker
5. Tröpfcheninfektion ist ein möglicher Übertragungsweg

Antwort A Nur die Aussagen 1 und 5 sind richtig

Antwort B Nur die Aussagen 2, 3 und 4 sind richtig

Antwort C Nur die Aussagen 2, 4 und 5 sind richtig

Antwort D Nur die Aussagen 2, 3, 4 und 5 sind richtig

Antwort E Alle Aussagen sind richtig

Antwort C ist richtig.

Zu Antwort A

Die Tuberkulose betrifft in ca. 85% der Fälle die Lunge. Neben der Lunge können andere Organe betroffen sein, v.a. der Urogenitaltrakt, Haut, Darm, Knochen und Meningen.

Zu Antwort B

Die Symptomatik der Tuberkulose ist häufig uncharakteristisch. Die Symptome sind häufig subfebrile Temperaturen, persistierender Husten mit (blutigem) Auswurf, Dyspnoe, Nachtschweiß, Appetitverlust und Gewichtsabnahme.

Zu Antwort C

Reinfektionen sind möglich.

Zu Antwort D

Bei Erkrankung an Tuberkulose gilt ein Behandlungsverbot für Heilpraktiker, gemäß § 24 in Verbindung mit §§ 6, 7 und 34 IfSG.

Zu Antwort E

Die Tröpfcheninfektion ist der häufigste Übertragungsweg der Tuberkulose. Seltener wird die Erkrankung über Lebensmittel übertragen, v.a. über Rohmilch.

Prüfungstermin Oktober 2018

Welche Aussage zur Endometriose trifft zu? E

Antwort A In der Regel nehmen die Beschwerden mit der Menopause zu

Antwort B Standardtherapie ist die zeitnahe Chemotherapie, je nach Lokalisation wird diese mit Strahlentherapie (Radiotherapie) ergänzt

Antwort C Die Endometriose ist eine seltene, maligne gynäkologische Erkrankung

Antwort D Beim Auftreten im Bereich der Vagina/Portio muss differenzialdiagnostisch an ein Karzinom gedacht werden

Antwort E Die Endometriose tritt ausschließlich an den inneren Geschlechtsorganen der Frau auf

Antwort D ist richtig.

Zu Antwort A

Bei der Endometriose handelt es sich um verstreutes, endometriumähnliches Gewebe außerhalb der Uterusschleimhaut. Dieses Gewebe unterliegt den gleichen Veränderungen im menstruellen Zyklus wie das normale Endometrium. Der Erkrankungsgipfel liegt zwischen dem 30. und 40. Lebensjahr. Nach der Menopause sistieren die Beschwerden.

Zu Antwort B

Die Therapie der Endometriose kann operativ erfolgen oder hormonell mit Gestagentherapie. Eine Schwangerschaft ist auch eine Option, sie führt meist zur Eintrocknung der Herde.

Zu Antwort C

Die Endometriose ist eine eher häufige, benigne gynäkologische Erkrankung.

Zu Antwort D

Endometriumherde können auch an der Portio lokalisiert sein. Differenzialdiagnostisch muss bei dieser Lokalisation (und bei jeder anderen Lokalisation auch) an ein malignes Geschehen gedacht werden.

Zu Antwort E

Endometriumgewebe kann sich an jedem Organ finden, am häufigsten jedoch an den Ovarien, Eileitern und im kleinen Becken.

Prüfungstermin Oktober 2018

Welche der folgenden Aussagen zur Spulwurminfektion (Askariasis) treffen zu? **M**
Wählen Sie **zwei** Antworten!

Antwort A Husten mit blutig tingiertem Auswurf kann ein Symptom sein

Antwort B Die Infektion führt zu einer bleibenden Immunität

Antwort C Die meisten (ca. 90%) der Infizierten leiden unter Bauchschmerzen, Übelkeit und Durchfällen

Antwort D Der Spulwurm wird im Darm ca. 10-40 cm lang

Antwort E Leitsymptom ist Juckreiz am Anus

Antworten A und D sind richtig.

Zu Antwort A

Askariden werden über kontaminiertes Wasser, Lebensmittel oder durch Schmierinfektionen übertragen. Die Eier entwickeln sich im Darm zu Larven, die über die Leber und das Herz in die Lunge weiterwandern. Über verschlucktes Sputum gelangen sie in den Darm, wo sie zu adulten Würmern heranwachsen. Während der Wanderung durch den Körper verursachen sie entzündliche Symptome. Bei Lungenbesiedlung können sie grippe- und pneumonieähnliche Symptome mit Fieber, Husten, blutig tingiertem Sputum und Asthma-Symptome hervorrufen.

Zu Antwort B

Eine bleibende Immunität bildet sich nicht aus, Reinfektionen sind möglich.

Zu Antwort C

Im Darm können sie, in Abhängigkeit von der Anzahl der Würmer, entweder unbemerkt vorhanden sein oder unterschiedliche abdominelle Symptome bis hin zum Ileus verursachen.

Zu Antwort D

Spulwürmer können im Darm zu einer Größe bis zu 40-50 cm heranwachsen.

Zu Antwort E

Juckreiz am Anus ist ein typisches Symptom bei Oxyuren (Madenwürmern).

Prüfungstermin Oktober 2018

In welchen der genannten Gefäße gelangt das Blut normalerweise zuerst, wenn es die linke Herzkammer verlassen hat? E

Antwort A In die Aorta ascendens

Antwort B In die linke Arteria carotis communis

Antwort C In den Truncus coeliacus

Antwort D In die Aorta abdominalis

Antwort E In den Truncus brachiocephalicus

Antwort A ist richtig.

Zu Antwort A

Das aus der linken Kammer ausgeworfene Blut gelangt in die Aorta ascendens. Dieses Blutgefäß entspringt aus der linken Herzkammer. Aus ihr gehen die Herzkranzgefäße, die A. coronaria sinistra und A. coronaria dextra ab.

Zu Antwort B

Die linke Arteria carotis communis entspringt aus dem Aortenbogen und teilt sich in die Arteria carotis interna und externa.

Zu Antwort C

Der Truncus coeliacus geht unpaarig von der Aorta abdominalis ab und versorgt die Oberbauchorgane.

Zu Antwort D

Die Aorta descendens ist die Fortführung des Aortenbogens und wird während des Verlaufs im Thorax Aorta thoracica genannt. Nach Eintritt in den Bauchraum heißt der abdominale Teil der Aorta descendens Aorta abdominalis

Zu Antwort E

Der Truncus brachiocephalicus (Arm-Kopf-Arterienstamm) geht aus dem Aortenbogen hervor und teilt sich in die Arteria carotis communis dextra und Arteria subclavia dextra.

Prüfungstermin Oktober 2018

Welche Aussage zur Anatomie der Lunge trifft zu?

E

Antwort A Der rechte Lungenflügel besteht aus zwei Lungenlappen

Antwort B Der linke Lungenflügel besteht aus zwei Lungenlappen

Antwort C Der Pleuraspalt ist beim Gesunden luftgefüllt

Antwort D Die Bronchialarterien transportieren venöses Blut

Antwort E Die Bronchiolen werden durch Knorpelspangen offengehalten

Antwort B ist richtig.

Zu Antwort A
Der rechte Lungenflügel besteht aus 3 Lappen, dem Ober- Mittel- und Unterlappen.

Zu Antwort B
Der linke Lungenflügel besteht aus 2 Lappen, dem Ober- und Unterlappen.

Zu Antwort C
Die Pleura umgibt die Lungen und besteht aus der Pleura viszeralis und parietalis. Zwischen den Blättern findet sich ein kleiner, flüssigkeitsgefüllter Spalt, der ein reibungsloses Gleiten gewährleistet.

Zu Antwort D
Die Bronchialarterien transportieren arterielles Blut zu den Lungen und sind für die Eigenversorgung der Lunge verantwortlich. Die arteriellen Äste entspringen aus den Aa. bronchiales aus der Aorta thoracica und versorgen v. a. das Lungeninterstitium mit Sauerstoff und Nährstoffen. Die venösen Gefäße münden in die V. azygos und V. hemiazygos, die ihrerseits in die V. cava superior münden.

Zu Antwort E
Bronchiolen verfügen über keine stützenden Knorpelspangen mehr, aber über eine gut ausgeprägte glatte Muskulatur, deren Tonus über das autonome Nervensystem gesteuert wird.

Prüfungstermin Oktober 2018

Welche der folgenden Aussagen zur Malaria treffen zu? M
Wählen Sie **zwei** Antworten!

Antwort A Eine regelrecht durchgeführte Malariaprophylaxe schließt eine Malariaerkrankung aus

Antwort B Die meisten (ca. 90%) aller importierten Malaria tropica-Erkrankungen treten innerhalb des ersten Monats nach Rückkehr aus den Tropen auf

Antwort C Malariaplasmodien kann der Heilpraktiker mit einem Urinstreifentest nachweisen

Antwort D Die Inkubationszeit der Malaria liegt zwischen 1-5 Tagen

Antwort E Fieber, Schüttelfrost, Leber- und Milzvergrößerung sind typische Malariasymptome

Antworten B und E sind richtig.

Zu Antwort A
Eine regelrecht durchgeführte Malariaprophylaxe schließt eine Erkrankung nicht aus, sie reduziert lediglich die Wahrscheinlichkeit der Erkrankung.

Zu Antwort B
Die meisten (ca. 90%) aller importierten Malaria tropica-Erkrankungen treten innerhalb des ersten Monats nach Rückkehr aus den Tropen auf.

Zu Antwort C
Die Malariaplasmodien werden im Blutausstrich und „dickem Tropfen" mit mikroskopischer Beurteilung der Erythrozyten und ggf. Nachweis intraerythrozytärer Parasiten bestätigt. Diese Untersuchung ist dem Heilpraktiker nach § 24, § 7 IfSG nicht gestattet.

Zu Antwort D
Die Inkubationszeit der Malaria liegt im Mittel bei 30 Tagen (7–42 Tage).

Zu Antwort E
Zu den Symptomen der Malaria zählen periodisches Fieber mit Schüttelfrost oder unregelmäßiges Fieber je nach Malariaerreger, Leber- und Milzvergrößerung. Weiterhin Kopf-, Gliederschmerzen, Durchfall, Erbrechen, hämolytische Anämie mit Ikterus, Thrombopenie mit Blutungsneigung und Hypoglykämie.

Prüfungstermin Oktober 2018

Welche Aussage trifft zu?
Die Bogengänge des Ohres

E

Antwort A leiten den Schall zum Trommelfell

Antwort B münden in die Ohrtrompete

Antwort C leiten über den Nervus accessorius (Hirnnerv XI) ihre Information zum Gehirn

Antwort D dienen vor allem der Schallwahrnehmung

Antwort E erfassen Rotationsbewegungen

Antwort E ist richtig.

Zu Antwort A

Der äußere Gehörgang leitet die Schallwellen zum Trommelfell. Die Bogengänge befinden sich im Innenohr. Sie sind in den 3 Ebenen des Raumes angeordnet, stehen nahezu rechtwinklig zueinander und erfassen Rotationsbeschleunigung.

Zu Antwort B

Die Ohrtrompete (Eustachi-Röhre, Tuba auditiva) ist eine 3–4 cm lange Röhre, die das Mittelohr mit dem Nasenrachenraum verbindet.

Zu Antwort C

Der Nervus accessorius (XI) innerviert motorisch den Musculus trapezius und sternocleidomastoideus. Die Bogengänge leiten über den Nervus vestibulocochlearis (VIII) die Impulse zum Gehirn.

Zu Antwort D

Die Schallwahrnehmung erfolgt im Hörorgan, der Schnecke, die zum Innenohr gehört.

Zu Antwort E

Die Bogengänge registrieren die Rotationsbeschleunigung. Die Impulse aus dem Gleichgewichtsapparat werden an den N. vestibulocochlearis (VIII. Hirnnev) weitergeleitet und von dort ins Kleinhirn, sodass auch eine Anpassung des Muskeltonus und der Gegenbewegung erfolgen kann.

Prüfungstermin Oktober 2018

Welche der folgenden Aussagen treffen zu?

A

Die Rotatorenmanschette der Schulter

1. Besteht aus den 4 Muskeln M. infraspinatus (Untergrätenmuskel), M. supraspinatus (Obergrätenmuskel), M. subscapularis (Unterschulterblattmuskel) und M. teres minor (kleiner Rundmuskel) und deren Sehnen
2. Dient der Führung und Stabilisierung des Schultergelenks
3. Setzt am Corpus humeri (Humerusschaft) an
4. Kann im Falle einer Irritation zu einem Impingement-Syndrom (Engpass-Syndrom) führen
5. Kann nur durch schwere Traumen rupturieren

Antwort A Nur die Aussagen 1, 2 und 3 sind richtig

Antwort B Nur die Aussagen 1, 2 und 4 sind richtig

Antwort C Nur die Aussagen 1, 3 und 4 sind richtig

Antwort D Nur die Aussagen 1, 2, 4 und 5 sind richtig

Antwort E Nur die Aussagen 2, 3, 4, und 5 sind richtig

Antwort B ist richtig.

Zu Aussage 1
Die Rotatorenmanschette besteht aus den 4 Muskeln und deren Sehnen:
M. infraspinatus , M. supraspinatus, M. subscapularis, M. teres minor

Zu Aussage 2
Die Muskeln der Rotatorenmanschette dienen der Führung und Stabilisierung des Schultergelenks.

Zu Aussage 3
Der Ansatz der Muskeln liegt am Humeruskopf (Tuberculum majus und minus).

Zu Aussage 4
Das Impingement-Syndrom ist eines der häufigsten Krankheiten der Schulter. Dabei werden die Sehne und der Schleimbeutel des Musculus supraspinatus im subacromialen Raum irritiert. Die Symptome sind Schulterschmerzen bei Abduktion und Elevation des Armes.

Zu Aussage 5
Die Ruptur der Rotatorenmanschette ist durch eine teilweise oder vollständige Durchtrennung der Sehnen (v.a. Musculus supraspinatus). Ursachen sind v.a. Traumen, rezidivierende Belastung der Schulter bei sportlichen Aktivitäten. Bei älteren Menschen kann es auch nach Bagatelltraumen (bei vorbestehenden degenerativen Erscheinungen) auftreten.

Prüfungstermin Oktober 2018

Welche der folgenden Aussagen treffen zu? M

Wählen Sie **zwei** Antworten!

Häufige Ursachen einer chronischen Niereninsuffizienz sind

Antwort A Atemwegsinfekte

Antwort B Prostatakarzinom

Antwort C Arterielle Hypertonie

Antwort D Spannungspneumothorax

Antwort E Glomerulonephritis

Antworten C und E sind richtig.

Zu Antwort A

Atemwegsinfekte zählen nicht zu den häufigen Ursachen der chronischen Niereninsuffizienz. Häufige Ursachen sind:

- Diabetes mellitus (diabetische Nephropathie)
- Glomerulonephritis
- Hypertonie (hypertensive Nephropathie)
- Polyzystische Nierenerkrankung
- Analgetikanephropathie durch jahrelangen Analgetikaabusus
- Tubuläre Erkrankungen

Zu Antwort B

Das Prostatakarzinom kann (eher seltener) über die Behinderung des Urinflusses zum postrenalen Nierenversagen führen.

Zu Antwort C

Die arterielle Hypertonie ist eine häufige Ursache für die chronische Niereninsuffizienz.

Zu Antwort D

Der Spannungspneumothorax ist keine Ursache einer chronischen Niereninsuffizienz.

Zu Antwort E

Die Glomerulonephritis zählt zu den häufen Ursachen der chronischen Niereninsuffizienz.

Prüfungstermin Oktober 2018

Welche der folgenden Behandlungsmöglichkeiten bestehen bei einer sozialen Phobie? A

1. Kognitive Techniken
2. Gruppentherapie
3. Entspannungsübungen
4. Expositionsübungen
5. Training sozialer Kompetenzen

Antwort A Nur die Aussagen 2 und 5 sind richtig

Antwort B Nur die Aussagen 2, 3 und 4 sind richtig

Antwort C Nur die Aussagen 1, 3 und 5 sind richtig

Antwort D Nur die Aussagen 1, 3, 4 und 5 sind richtig

Antwort E Alle Aussagen sind richtig

Antwort E ist richtig.

Zu Aussage 1
Die soziale Phobie ist durch krankhafte Schüchternheit gekennzeichnet. Eine der Therapieformen ist die kognitive Verhaltenstherapie im Zuge derer der Patient lernt, das Verhalten zu kontrollieren.

Zu Aussage 2
Eine Gruppentherapie stellt eine Behandlungsmöglichkeit dar.

Zu Aussage 3
Entspannungsübungen können sich positiv auf die Symptome der sozialen Phobie auswirken.

Zu Aussage 4
Expositionsübungen können sich günstig auf den Krankheitsverlauf auswirken und zählen zu den Behandlungsmöglichkeiten der sozialen Phobie.

Zu Aussage 5
Das Training sozialer Kompetenzen stärkt die Fähigkeit mit Menschen zurechtzukommen, stärkt den Aufbau von Beziehungen und stärkt die Fähigkeit in unterschiedlichen Situationen angemessen reagieren zu können. Diese Therapieform ist eine Behandlungsmöglichkeit der sozialen Phobie.

Prüfungstermin Oktober 2018

Welche der folgenden Aussagen zum Herz-Kreislauf-System treffen zu? **M**
Wählen Sie **zwei** Antworten!

Antwort A Alle zum Herzen hinführenden Gefäße werden Venen genannt

Antwort B Die Vena saphena magna führt sauerstoffreiches Blut

Antwort C In den Lungenvenen (Venae pulmonales) findet sich sauerstoffreiches Blut

Antwort D Die Segelklappen des Herzens liegen zwischen den Herzkammern und den jeweiligen Ausflussbahnen

Antwort E Alle Arterien des Kreislaufsystems sind mit Gefäßklappen ausgestattet

Antworten A und C sind richtig.

Zu Antwort A

Alle zum Herzen hinführenden Gefäße werden Venen genannt, unabhängig davon, ob sie sauerstoffreiches oder sauerstoffarmes Blut führen.

Zu Antwort B

V. saphena magna (große Rosenader) zieht vom medialen Fußrand am Innenknöchel vorbei und an der medialen Seite des Unterschenkels in Richtung Kniekehle weiter, von dort an der Innenseite des Oberschenkels nach kranial und mündet in der tief gelegenen V. femoralis. Sie führt sauerstoffarmes Blut.

Zu Antwort C

In den Lungenvenen (Venae pulmonales) findet sich sauerstoffreiches Blut. Sie münden im linken Vorhof.

Zu Antwort D

Die Segelklappen (Mitral- und Trikuspidalklappe) des Herzens, auch Atrio-Ventrikularklappen genannt, liegen zwischen den Vorhöfen und Herzkammern. Die Taschenklappen (Aorten- und Pulmonalklappe) liegen zwischen den Herzkammern und den jeweiligen Ausflussbahnen.

Zu Antwort E

Arterien sind klappenlos. Venen verfügen mit Ausnahme herznaher Venen (und Gehirnvenen) über Hilfseinrichtungen, die den Rückfluss fördern. Dazu zählen v.a. die Venenklappen.

Prüfungstermin Oktober 2018

Welche Aussage trifft zu? E

Eine 65-jährige Frau ist seit mehreren Jahren an Diabetes mellitus erkrankt. In den letzten Monaten klagt sie über eine vermehrte Gangunsicherheit. Anamnestisch besteht distal betonte Sensibilitätsstörung. Der Achillessehnenreflex ist nicht auslösbar.
Dies spricht am ehesten für ein/eine

Antwort A Zerebelläre Ataxie

Antwort B Toxische Ursache

Antwort C Ängstliche Gangstörung

Antwort D Polyneuropathie

Antwort E Parkinson-Syndrom

Antwort D ist richtig.

Zu Antwort A
Eine zerebelläre Ataxie ist v.a. durch ein breitbasiges Gangmuster und Störung der Okulomotorik gekennzeichnet. Andere Symptome sind Intentionstremor und Dysarthrie.

Zu Antwort B
Eine Gangstörung kann auf toxische Ursachen zurückzuführen sein, v.a. durch Alkohol und Medikamente. Die Angaben fehlen im oben genannten Beispiel.

Zu Antwort C
Eine ängstliche Gangstörung kann im höheren Alter auftreten und ist häufig mit der Angst vor Stürzen gekennzeichnet.

Zu Antwort D
Die o.g. Symptome sprechen für eine diabetische Polyneuropathie. Typisch ist das jahrelange Diabetesleiden, Gangunsicherheit, distal betonte Sensibilitätsstörung und der Ausfall des Achillessehnenreflexes. Die diabetische Polyneuropathie ist Folge der Mikroangiopathie.

Zu Antwort E
Parkinson geht u.a. mit den Symptomen Rigor, Hypo- oder Akinese und Tremor einher. Andere Symptome sind reduzierte Mimik, Masken- und Salbengesicht, kleinschrittiger Gang, Sturzneigung, Mikrografie.

Prüfungstermin Oktober 2018

Welche der folgenden Aussagen treffen zu?
Wählen Sie **zwei** Antworten!
Von der Ständigen Impfkommission (STIKO) am Robert Koch-Institut in Deutschland wird in Deutschland ein Impfschutz empfohlen gegen:

Antwort A Scharlach

Antwort B Meningokokken-Infektion

Antwort C Ringelröteln

Antwort D Hepatitis E

Antwort E Mumps

Antworten B und E sind richtig.

Zu Antwort A

Eine Impfung gegen Scharlach steht nicht zur Verfügung.

Zu Antwort B

Es stehen Impfungen (Totimpfung) gegen die Meningokokken Typen A, B, C, W und Y zur Verfügung. Nach STIKO wird z. B. die Impfung gegen Meningokokken C als Standardimpfung für alle Kinder nach dem vollendeten 12. Lebensmonat empfohlen.

Zu Antwort C

Eine Impfung gegen Ringelröteln steht nicht zur Verfügung.

Zu Antwort D

Eine Impfung gegen Hepatitis E steht (noch) nicht zur Verfügung (Stand Oktober 2018).

Zu Antwort E

Eine Impfung gegen Mumps steht zur Verfügung. Sie wird von der STIKO zusammen mit der Impfung gegen Masern und Röteln nach dem vollendeten 1. Lebensjahr empfohlen.

Prüfungstermin Oktober 2018

Welche der folgenden Aussagen treffen zu?
Wählen Sie **zwei** Antworten!
Hauptbestandteile des Magensaftes sind:

Antwort A Folsäure

Antwort B Eiweißspaltende Enzyme

Antwort C Schleim

Antwort D Gallensäuren

Antwort E Insulin

Antworten B und C sind richtig.

Zu Antwort A
Die Folsäure ist ein wasserlösliches Vitamin, das mit der Nahrung zugeführt werden muss. Sie ist kein Bestandteil des Magensaftes.

Zu Antwort B
In der Schleimhaut des Magens (den Magendrüsen) finden sich verschiedene Zellarten vor, die den Magensaft v.a. im Fundus und Korpus produzieren:

- Belegzellen: Produzieren Salzsäure und den Intrinsic-Faktor (Aufnahme von Vitamin B_{12} im terminalen Ileum)
- Hauptzellen: Produzieren Pepsinogen, das für die Eiweißspaltung wichtig ist.
- Nebenzellen: Bilden den schützenden, alkalischen Schleim (Mukus), der den Magen vor den aggressiven Faktoren (Salzsäure und Pepsin) schützt.

Zu Antwort C
Schleim ist ein Bestandteil des Magensaftes und wird in den Nebenzellen gebildet.

Zu Antwort D
Gallensäuren werden in der Leber gebildet und sind maßgeblich an der Fettresorption beteiligt.

Zu Antwort E
Insulin ist ein Proteohormon, wird in den β-Zellen der Langerhans'schen Inseln im Pankreas gebildet. Es senkt den Blutzuckerspiegel.

Prüfungstermin Oktober 2018

Ein Patient leidet unter dem Vollbild einer glutensensitiven Enteropathie (Sprue). E
Welches der folgenden Lebensmittel darf er zu sich nehmen?

Antwort A Vollkornbrot

Antwort B Bier

Antwort C Kartoffeln

Antwort D Weizentoastbrot

Antwort E Dinkelmüsli

Antwort C ist richtig.

Zu Antwort A
Vollkornbrot enthält Gluten und darf bei der glutensensitiven Enteropathie nicht verzehrt werden.

Zu Antwort B
Bier wird aus Gerste gewonnen, enthält Gluten und darf bei der glutensensitiven Enteropathie nicht verzehrt werden.

Zu Antwort C
Kartoffeln sind glutenfrei und dürfen neben z. B. Mais, Reis bei der glutensensitiven Enteropathie verzehrt werden.

Zu Antwort D
Weizentoastbrot ist glutenhaltig und darf bei der glutensensitiven Enteropathie nicht verzehrt werden.

Zu Antwort E
Dinkel ist glutenhaltig und darf bei der glutensensitiven Enteropathie nicht verzehrt werden.

Prüfungstermin Oktober 2018

Welche der folgenden Aussagen zu Impfreaktionen treffen zu? **M**
Wählen Sie **zwei** Antworten!

Antwort A Bei Totimpfstoffen treten die meisten lokalen Reaktionen nach mehr als 48 Stunden auf

Antwort B Schwellungen der regionalen Lymphknoten können nach Impfstoffgabe vorkommen

Antwort C Fieber deutet immer auf eine bakterielle Verunreinigung des Impfstoffs hin

Antwort D Die Injektionstechnik hat keinen Einfluss auf die Häufigkeit und das Ausmaß von Lokalreaktionen

Antwort E Rötungen und Schmerzen an der Injektionsstelle können Ausdruck der normalen Auseinandersetzung des Körpers mit dem Impfstoff sein

Antworten B und E sind richtig.

Zu Antwort A

Bei Totimpfstoffen treten die meisten lokalen Reaktionen, z.B. Rötung, Schwellung, Schmerzen innerhalb der ersten 6–48 (bis 72) Stunden nach Impfung auf. Gelegentlich treten Allgemeinsymptome auf wie Fieber und Abgeschlagenheit.

Zu Antwort B

Schwellungen der regionalen Lymphknoten können nach Impfstoffgabe auftreten. Andere Symptome der Impfreaktionen sind lokale Symptome wie Rötung, Schwellungen und Schmerzen an der Impfstelle, seltener auch Allgemeinsymptome wie Fieber und grippale Symptome.

Zu Antwort C

Fieber nach einer durchgeführten Impfung spricht in der Regel für eine Impfreaktion.

Zu Antwort D

Die meisten Impfstoffe werden intramuskulär verabreicht. Erreicht der Impfstoff nicht den Muskel, sondern das subkutane Fettgewebe, ist das Entzündungsrisiko mit Granulom- und Zystenbildung erhöht. Gleichzeitig muss man vom reduzierten Impferfolg ausgehen.

Zu Antwort E

Rötungen und Schmerzen an der Injektionsstelle können Ausdruck der normalen Auseinandersetzung des Körpers mit dem Impfstoff sein.

Prüfungstermin Oktober 2018

Welche Aussage zu frühkindlichem Autismus trifft zu? E

Antwort A Bei autistischen Kindern beeindruckt zunächst die ausgeprägte Emotionalität

Antwort B Autistische Kinder schließen in Intelligenztests besonders gut in den Sub-Tests für sprachliche Fähigkeiten ab

Antwort C Häufig wird die Störung beim Besuch der Schule aufgedeckt und äußert sich schon in den ersten Unterrichtswochen durch fehlenden emotionalen Kontakt

Antwort D Zum Aufbau von positiven oder normalen Fertigkeiten wie Blickkontakt und Sprachbenutzung werden besonders häufig operante Methoden eingesetzt

Antwort E Repetitives und autoaggressives Verhalten kommen selten vor

Antwort D ist richtig.

Zu Antwort A

Beim frühkindlichen Autismus (Kanner-Typ) handelt es sich um eine tiefgreifende Störung, die v. a. durch Auffälligkeiten in der sozialen Interaktion gekennzeichnet ist. Typisch ist eine deutliche Verzögerung der Sprach- und Intelligenzentwicklung, Störungen im Schlaf-Wach-Rhythmus, mangelndes Interesse an der Umwelt und stereotypes Spielverhalten.

Zu Antwort B

Die Sprach- und Intelligenzentwicklung ist deutlich verzögert. In der Hälfte der Fälle liegt eine geistige Behinderung vor.

Zu Antwort C

Die Symptome werden im Säuglings- und Kleinkindalter festgestellt.

Zu Antwort D

Operante Methoden (operante Konditionierung) werden therapeutisch eingesetzt. Dabei wird erwünschtes Verhalten über positive Verstärker, zumeist Belohnung (über Lob, Zuwendung, Spielsachen) gefördert. Unerwünschtes Verhalten wird dagegen sanktioniert. Das fördert oder mindert das Auftreten eines bestimmten Verhaltens.

Zu Antwort E

Repetitives und autoaggressives Verhalten kommen häufig vor.

Prüfungstermin Oktober 2018

Welche der folgenden Aussagen zum Asthma bronchiale treffen zu? **M**
Wählen Sie **zwei** Antworten!

Antwort A Bei der Auskultation sind feuchte Rasselgeräusche charakteristisch

Antwort B Asthma bronchiale wird beim Erwachsenen fast immer durch eine Allergie verursacht

Antwort C Typisch ist plötzliche Atemnot mit verlängerter und erschwerter Einatmung

Antwort D Im Anfall wird u.a. ein Beta-2-Sympathomimetikum (z.B. Salbutamol) gegeben

Antwort E Kalte Luft kann bei Asthma-Patienten zu Atemnotanfällen führen

Antworten D und E sind richtig.

Zu Antwort A
In der Auskultation sind trockene Rasselgeräusche (Giemen, Brummen, Pfeifen) hörbar.

Zu Antwort B
Das Asthma bronchiale kann in ein extrinsisches (allergisches) Asthma und intrinsisches Asthma eingeteilt werden. Bei Kindern und Jugendlichen überwiegt die allergische Form. Bei Erwachsenen ist das intrinsische Asthma häufiger.

Zu Antwort C
Der Asthmaanfall ist durch Dyspnoe mit erschwerter Ausatmung und exspiratorischem Stridor, Husten mit zäh-glasigem, schwer abhustbarem Sputum und evtl. Zyanose gekennzeichnet.

Zu Antwort D
Beta-2-Sympathikomimetika imitieren die Wirkung von Katecholaminen am β_2-Rezeptor. Diese Pharmaka werden v.a. in der Behandlung des Asthma bronchiale oder der COPD als Bronchospasmolytikum verwendet.

Zu Antwort E
Kalte Luft kann Asthmaanfälle provozieren. Weiterhin Atemwegsinfekte, Einnahme von Beta-Blockern oder nichtsteroidalen Antirheumatika, körperliche Anstrengung und psychische Belastung.

Prüfungstermin Oktober 2018

Welche Aussage trifft zu? E

Ihr Patient hat in Ihrer Praxis akut folgende Symptome; Verwirrtheit, Eintrübung, Orientierungslosigkeit, Hyperreflexie, feuchte, blasse, kaltschweißige Haut, Schwitzen, Heißhunger, Tachykardie. Es handelt sich am ehesten um

Antwort A eine thyreotoxische Krise

Antwort B einen kardiogenen Schock

Antwort C einen hypoglykämischen Schock

Antwort D eine Addison-Krise

Antwort E einen hyperglykämischen Schock

Antwort C ist richtig.

Zu Antwort A

Eine thyreotoxische Krise geht mit Eintrübung, Orientierungslosigkeit, Hyperreflexie, Schwitzen, Hunger, HF ↑, RR ↑, Herzrhythmusstörungen, Fieber, Erbrechen, Durchfall und Muskelschwäche einher.

Zu Antwort B

Typisch für den kardiogenen Schock sind u.a. RR ↓, HF ↑, gestaute Jugularvenen, Dyspnoe, Zyanose.

Zu Antwort C

Die o.g. Symptome sprechen für einen hypoglykämischen Schock. Typisch ist der akute Beginn, Eintrübung, Orientierungslosigkeit, Hyperreflexie, feuchte, blasse Haut, Heißhunger und HF ↑

Zu Antwort D

Die Symptome der Addison-Krise sind u.a. Hyperpigmentierung der Haut (bei NNR-Insuffizienz), Hypoglykämie, Schwäche, Gewichtsverlust, Übelkeit, Erbrechen, Schocksymptome durch Exsikkose und RR ↓, Fieber und Bewusstseinsstörungen.

Zu Antwort E

Symptome des hyperglykämischen Schocks sind u.a. subakuter Beginn, Hyperglykämie, Durst, Polyurie, trockene Haut, Somnolenz, RR ↓, HF ↑ und ggf. obstartiger Geruch (bei Typ I-Diabetes und Ketonbildung).

Prüfungstermin Oktober 2018

Welche der folgenden Aussagen über Viren treffen zu? **M**
Wählen Sie **zwei** Antworten!

Antwort A Viren sind infektiöse Proteinpartikel ohne Nukleinsäure

Antwort B Viren sind bis auf wenige resistente Stämme erfolgreich mit Breitbandantibiotika zu behandeln

Antwort C Viren sind unter anderem Erreger der Diphtherie

Antwort D Viren benötigen zur Vermehrung lebende Zellen

Antwort E Gegen bestimmte Virusinfektionen ist eine Schutzimpfung möglich

Antworten D und E sind richtig.

Zu Antwort A

Viren sind nicht selbständig lebens- und vermehrungsfähig und permanent auf eine Wirtszelle angewiesen. Infektiöse Proteinpartikel ohne Nukleinsäure werden Prione genannt.

Zu Antwort B

Einige Viren können mit Virostatika behandelt werden. Antibiotika wirken gegen Bakterien. Gegen virale Infektionen sind Antibiotika unwirksam.

Zu Antwort C

Der Erreger der Diphtherie ist das Bakterium Corynebacterium diphtheriae.

Zu Antwort D

Viren können sich ausschließlich in vitalen Zellen vermehren. Dabei sind sie auf bestimmte Körperzellen spezialisiert (Organotropismus). Nach Eintritt des Virus in den Körper bindet das es zunächst an die körpereigene Zellmembran, dringt in die Zelle ein bzw. wird aktiv von der Zelle aufgenommen. Danach wird das virale Genom in die Wirtszelle integriert, sodass der Schwerpunkt des Stoffwechsels auf der Virusvermehrung liegt.

Zu Antwort E

Gegen einige virale Infektionen sind Impfungen möglich u.a. Rota-Viren, Mumps, Masern, Röteln, Varizellen, HPV-Viren.

Prüfungstermin Oktober 2018

Welche der folgenden Aussagen treffen zu?

A

Ein Ulcus am Fuß oder Unterschenkel kann verursacht sein durch:

1. Chronisch-venöse Insuffizienz
2. Diabetes mellitus
3. Bakterielle Infektion
4. Periphere arterielle Verschlusskrankheit
5. Achalasie

Antwort A Nur die Aussagen 1, 2 unc 3 sind richtig

Antwort B Nur die Aussagen1, 4 und 5 sind richtig

Antwort C Nur die Aussagen 2, 3 und 4 sind richtig

Antwort D Nur die Aussagen 1, 2, 3 und 4 sind richtig

Antwort E Nur die Aussagen 1, 2, 4 und 5 sind richtig

Antwort D ist richtig.

Zu Aussage 1
Die chronisch venöse Insuffizienz kann Ursache eines Ulcus cruris sein. Betroffen sind v.a. die innere, selten äußere Fußknöchelregion und der mediale Unterschenkel.

Zu Aussage 2
Eine jahrelang bestehende Diabetes mellitus-Erkrankung kann Ursache eine Ulcus cruris sein. Betroffen sind v. a. Druckstellen der Plantarseite der Füße oder Druckstellen, die z.B. durch zu enges Schuhwerk entstehen.

Zu Aussage 3
Eine bakterielle Infektion kann ein Ulkus hervorrufen, insbesondere bei vorbestehenden Durchblutungsstörungen.

Zu Aussage 4
Die periphere arterielle Verschlusskrankheit kann Ursache eines Ulcus cruris sein. Betroffen ist das Endstromgebiet v.a. Zehen, Füße und lateraler Unterschenkel.

Zu Aussage 5
Die Achalasie ist eine Erkrankung des unteren Ösophagus durch Reduktion der Ganglienzellen im Plexus myentericus (Auerbach-Plexus). Charakteristische Symptome sind Dysphagie, Regurgitation ohne Sodbrennen, Mundgeruch und retrosternale Schmerzen.

Prüfungstermin Oktober 2018

Welche der folgenden Aussagen zu Brustkrebs (Mammakarzinom) treffen zu? A

1. Es ist der häufigste maligne Tumor der Frau
2. Eine Frau, die mehrere Kinder geboren und gestillt hat, hat ein höheres Risiko an Brustkrebs zu erkranken als eine kinderlose Frau
3. Brustkrebs tritt familiär gehäuft auf
4. Auch Männer können an Brustkrebs erkranken
5. Knochenmetastasen sind eine typische Komplikation bei einer Brustkrebserkrankung

Antwort A Nur die Aussagen 1 und 5 sind richtig

Antwort B Nur die Aussagen 2 und 4 sind richtig

Antwort C Nur die Aussagen 1, 2 und 3 sind richtig

Antwort D Nur die Aussagen 1, 3, 4 und 5 sind richtig

Antwort E Alle Aussagen sind richtig

Antwort D ist richtig.

Zu Aussage 1

Das Mammakarzinom ist der häufigste Tumor bei Frauen, gefolgt vom Kolon- und Bronchialkarzinom.

Zu Aussage 2

Wichtige Risikofaktoren für das Mammakarzinom sind u.a. Alter, frühe Menarche, späte Menopause, Kinderlosigkeit, späte Erstschwangerschaft (nach dem 35. Lebensjahr). Auch Frauen, die nicht gestillt haben, weisen ein erhöhtes Risiko auf. Andere Risikofaktoren sind Nikotin- und Alkoholabusus, große Brust, Übergewicht, Diabetes mellitus, Hormonzufuhr.

Zu Aussage 3

Die genetische Disposition ist ein wichtiger Faktor (bis zu 10 %) bei der Entstehung von Mammakarzinomen; assoziiert sind mit dieser Erkrankung BRCA1, BRCA2 (Breast Cancer Genes 1 und 2). Der Nachweis dieser Gene geht allerdings nicht zwangsläufig mit dem Auftreten der Erkrankung einher.

Zu Aussage 4

Männer können ebenfalls an Mammakarzinom erkranken (1% der Mammakarzinome).

Zu Aussage 5

Knochenmetastasen (hämatogene Metastasierung) gelten als eine typische Komplikation beim Mammakarzinom.

Prüfungstermin Oktober 2018

Welche Aussage zum Insulinstoffwechsel trifft zu? E

Antwort A Insulin hat auf den Fettstoffwechsel keinen Einfluss

Antwort B Insulin führt zu einem Abbau des Glykogenspeichers

Antwort C Insulin ist ein Peptidhormon, das den Blutzucker senkt

Antwort D Eine exokrine Pankreasinsuffizienz führt zu einem Diabetes mellitus

Antwort E Bei Diabetes mellitus kommt es zu einer vermehrten Glukoseaufnahme in peripherem Muskel- und Fettgewebe

Antwort C ist richtig.

Zu Antwort A

Neben der blutzuckersenkenden Wirkung fördert Insulin die Lipidsynthese und hemmt die Lipolyse.

Zu Antwort B

Insulin fördert die anabolen Stoffwechselprozesse wie Glykogen-, Fett- und Proteinsynthese.

Zu Antwort C

Insulin ist ein Proteohormon. Es senkt als einziges Hormon den Blutzuckerspiegel, indem es den Glukose-, Aminosäure- und Kaliumtransport in die periphere Zelle fördert.

Zu Antwort D

Eine exokrine Pankreasinsuffizienz führt zunächst durch die verminderte Produktion und Sekretion von Verdauungsenzymen zum Maldigestionssyndrom. Wenn die Ursache einer exokrinen Pankreasinsuffizienz vernarbende Prozesse sind, kann bei fortgeschrittener Zerstörung der Drüse ein Diabetes mellitus entstehen.

Zu Antwort E

Bei Diabetes mellitus kommt es zu einer verminderten Glukoseaufnahme in peripherem Muskel- und Fettgewebe. Die Glukose verbleibt im Blut und ruft Hyperglykämiezustände hervor.

Prüfungstermin Oktober 2018

Welche Aussage zu Keuchhusten (Pertussis) trifft zu? E

Antwort A Auslöser der Erkrankung ist ein Coronavirus

Antwort B Eine Impfung im Kleinkindalter führt zu lebenslanger Immunität

Antwort C Im katarrhalischen Stadium ist die Ansteckungsfähigkeit am geringsten

Antwort D Typisch sind stakkatoartige Hustenanfälle mit inspiratorischem Stridor

Antwort E Für die Erkrankung besteht für Heilpraktiker keine Meldepflicht gemäß des Infektionsschutzgesetzes (IfSG)

Antwort D ist richtig.

Zu Antwort A
Der Erreger von Pertussis ist das Bakterium Bordetella pertussis.

Zu Antwort B
Weder die Impfung im Kindesalter als auch eine durchgemachte Erkrankung hinterlässt eine lebenslange Immunität. Rezidive sind möglich.

Zu Antwort C
Die Infektiosität ist im Stadium catarrhale am höchsten. In diesem Stadium bestehen Symptome eines unspezifischen grippalen Infektes mit Rhinitis, Konjunktivitis, Fieber.

Zu Antwort D
Typisch für Keuchhusten sind (im Stadium convulsivum) stakkatoartige, nächtliche Hustenanfälle (15–20) mit einem hörbar keuchenden Inspirium am Ende, Zyanose und Apnoephasen. Erbrechen ist möglich. Die Dauer des Stadiums beträgt 4–8 Wochen.

Zu Antwort E
Für den Heilpraktiker besteht eine namentliche Meldepflicht bei Verdacht, Erkrankung und Tod gemäß § 6, Abs. 1 IfSG.

Prüfungsfragen Oktober 2017

Welche der folgenden Aussagen treffen zu? A

Erstmaßnahmen bei Verdacht auf einen akuten peripheren arteriellen Gefäßverschluss sind

1. Sofortige Beinhochlagerung
2. Wattepolsterung der Extremität zum Schutz vor Drucknekrosen
3. Sofortige Notarzt-Verständigung und Klinikeinweisung
4. Legen eines venösen Gefäßzugangs
5. Lokale Schmerztherapie durch i.m.-Injektion an der betroffenen Extremität

Antwort A Nur die Aussagen 1, 2 und 3 sind richtig

Antwort B Nur die Aussagen 1, 3 und 5 sind richtig

Antwort C Nur die Aussagen 2, 3 und 4 sind richtig

Antwort D Nur die Aussagen 2, 4 und 5 sind richtig

Antwort E Nur die Aussagen 2, 3, 4 und 5 sind richtig

Antwort C ist richtig.

Zu Aussage 1

Durch den arteriellen Verschluss kommt ohnehin zu wenig Blutversorgung in das poststenotische Gebiet, sodass eine Beintieflagerung indiziert ist.

Zu Aussage 2

Wattepolsterung der Extremität zum Schutz vor Drucknekrosen, die Anlage eines venösen Zugangs und die sofortige Notarztverständigung mit Klinikeinweisung sind die richtigen Maßnahmen.

Zu Aussage 3

Sofortige Notarzt-Verständigung und Klinikeinweisung sind indiziert.

Zu Aussage 4

Die Anlage eines venösen Gefäßzugangs ist indiziert.

Zu Aussage 5

Intramuskuläre Injektionen sind bei allen thromboembolischen Erkrankungen kontraindiziert, so auch in diesem Fall. Die Therapie der Erkrankung besteht aus der Embolektomie und Lysetherapie im Zuge derer die Blutgerinnung stark herabgesetzt wird. Eine zuvor gesetzte intramuskuläre Injektion geht mit Gefäßverletzungen einher. Eine später durchgeführte Lysetherapie wird an dieser Stelle zu massiven Blutungen führen, bzw. die Lysetherapie wird gar nicht durchgeführt.

Prüfungstermin Oktober 2018

Welche der folgenden Zuordnungen treffen zu?

Charakteristische Lokalisationen von Hautkrankheiten sind:

1. Endogenes Ekzem – Ellenbeuge
2. Psoriasis vulgaris – Ellenbogen
3. Erythema nodosum – Rücken
4. Zoster – Brustwand (Dermatom assoziierte Hautläsion)
5. Primäraffekt (Lues I) – Genitale (gemäß Originalprüfungsfragen)

Antwort A Nur die Aussagen 1, 2 und 3 sind richtig

Antwort B Nur die Aussagen 1, 4 und 5 sind richtig

Antwort C Nur die Aussagen 2, 3 und 4 sind richtig

Antwort D Nur die Aussagen 1, 2, 4 und 5 sind richtig

Antwort E Alle Aussagen sind richtig

Antwort D ist richtig.

Zu Antwort A
Typische Lokalisation der Hauterscheinungen beim endogenen Ekzem (Neurodermitis) sind die Beugeseiten der Extremitäten v.a. Ellenbeugen, Handgelenke, Kniebeugen.

Zu Antwort B
Die Prädilektionsstellen bei der Psoriasis vulgaris sind die Streckseiten der Extremitäten, der okzipitale Bereich, das Sakrum und die Gesäßfalte.

Zu Antwort C
Die Prädilektionsstellen des Erythema nodosum sind die Vorderseite der Schienbeine. Es handelt sich dabei um entzündliche Knoten die im Rahmen von u.a. Tuberkulose, Streptokokken, Yersiniose, Morbus Crohn vorkommen.

Zu Antwort D
Der Herpes Zoster (Gürtelrose) entwickelt Hautläsionen im Dermatom. Betroffen sind v.a. thorakale Segmente, einseitig.

Zu Antwort E
Der Primäraffekt entsteht im Zuge der Lues an der Eintrittspforte, meist am Genitale. Der Primäraffekt ist eine meist schmerzlose Papel, der sich in ein schmerzloses Geschwür (Ulcus durum, harter Schanker) mit derber Randzone umwandelt.

Prüfungstermin Oktober 2018

Zu Ihnen kommt ein Patient, der in der Anamnese angibt, vor 2 Jahren eine rechtsseitige Hirnblutung erlitten zu haben. **M**

Welche der folgenden Befunde sind typischerweise zu erwarten?
Wählen Sie **zwei** Antworten!

Antwort A Schlaffe Lähmung des linken Beines

Antwort B Spastische Lähmung des linken Beines

Antwort C Gangausgleich durch Zirkumduktion des rechten Beines

Antwort D Schlaffes Herabhängen des linken Armes

Antwort E Anwinkelung des linken Armes

Antworten B und E sind richtig.

Zu Antwort A

Im akuten Stadium einer rechtsseitigen Hirnblutung (Hirninfarkt) ist eine schlaffe Lähmung des linken Beines zu erwarten. Nach (Wochen) Monaten entwickelt sich eine Spastik.

Zu Antwort B

Eine spastische Lähmung des linken Beines ist zu erwarten.

Zu Antwort C

Nach Wochen bzw. Monaten bildet sich eine Spastik im linken Bein aus. Beim Gehen schert das linke Bein im Halbkreis nach außen aus, was auch Zirkumduktion genannt wird. Die Gangart wird auch als Wernicke-Mann-Gang bezeichnet.

Zu Antwort D

Eine schlaffe Lähmung ist typisch für das akute Stadium. Nach (Wochen) Monaten entwickelt sich eine Spastik. Der Arm befindet sich dabei in einer angewinkelten Position (weil Beuger an der oberen Extremität überwiegen).

Zu Antwort E

Der Arm ist im Zuge einer Spastik angewinkelt.

Prüfungstermin Oktober 2018

Welche Aussage trifft zu?

E

Einem Patienten wurde von seinem Hausarzt im Rahmen der medikamentösen Therapie ein selektiver Serotonin-Wiederaufnahme-Hemmer (SSRI, z.B. Citalopram) verordnet.
Dies spricht am ehesten für eine/ein

Antwort A Vaskuläre Demenz

Antwort B Manie

Antwort C Depressive Störung

Antwort D Aufmerksamkeits-/Hyperaktivitätsstörung (ADHS)

Antwort E Schizophrenes Residuum

Antwort C richtig.

Zu Antwort A

Die wichtigste Therapie vaskulärer Demenz ist die Behandlung der zerebrovaskulären Risikofaktoren, v.a. der Hypertonie und Hyperlipidämie. Das kann mit ACE-Hemmern, Kalzium-Antagonisten und Statinen erfolgen.

Zu Antwort B

Die Manie wird im akuten Stadium u.a. mit Sedativa behandelt. Für die Rückfallprophylaxe werden u.a. Lithiumpräparate, Antiepileptika oder atypische Neuroleptika verwendet.

Zu Antwort C

Selektive Serotonin-Rückaufnahme-Hemmer (SSRH): z.B. Citalopram hemmen die Wiederaufnahme von Neurotransmittern (Noradrenalin, Serotonin) im ZNS und erhöhen die Konzentration derselben im synaptischen Spalt. Sie werden im Zuge depressiver Störungen verwendet.

Zu Antwort D

Das ADHS kann medikamentös mit Methylphenidat behandelt werden.

Zu Antwort E

Das schizophrene Residuum wird v.a. mit Neuroleptika behandelt.

Prüfungstermin Oktober 2018

Welche der folgenden Aussagen zur alkoholischen Hautdesinfektion vor der Applikation einer Injektion trifft (treffen) zu? A

1. Bei der Desinfektion des Hautareals wird die Zahl der lebensfähigen Keime für eine gewisse Zeit reduziert
2. Sie ist eine symbolische Handlung, bzw. dient allenfalls der Hautreinigung
3. Ziel der Desinfektion ist das Abtöten der residenten Hautflora
4. Sie dient unter anderem der Abwendung vermeidbarer Spritzenabszesse
5. Die Einwirkzeit spielt für die Wirkung des Desinfektionsmittels keine Rolle

Antwort A Nur die Aussage 4 ist richtig

Antwort B Nur die Aussagen 1 und 4 sind richtig

Antwort C Nur die Aussagen 1, 2 und 5 sind richtig

Antwort D Nur die Aussagen 1, 3 und 4 sind richtig

Antwort E Alle Aussagen sind richtig

Antwort B ist richtig.

Zu Aussage 1
Das Ziel der Desinfektion ist die Keimreduktion.

Zu Aussage 2
Die Desinfektion dient der Reduktion der Keime im Punktionsgebiet und reduziert die Wahrscheinlichkeit von Infektionen im Punktionsgebiet. Gelegentlich kann allerdings durchaus der Eindruck gewonnen werden, dass in medizinischen Einrichtungen dieser Vorgang als symbolische Handlung verstanden wird, indem z.B. nicht das Punktionsgebiet benetzt wird, die Einwirkzeit nicht eingehalten wird oder nach erfolgter Desinfektion mit nicht desinfizierten Händen nachpalpiert wird.

Zu Aussage 3
Bei der alkoholischen Desinfektion vor einer Injektion wird die transiente Hautflora erfasst.

Zu Aussage 4
Die Desinfektion des Punktionsareals vor einer Injektion dient zum einem der Abwendung vermeidbarer Spritzenabszesse aber auch systemischer Infektionen.

Zu Aussage 5
Die Einwirkzeit richtet sich nach Herstellerangaben. Sie beträgt in den meisten Fällen zwischen 15-30 Sekunden.

Prüfungstermin Oktober 2018

Welche der folgenden Aussagen treffen zu?

A

Eine Eosinophilie tritt typischerweise auf bei

1. Wurmerkrankungen
2. Allergischem Asthma bronchiale
3. Urtikaria
4. Arzneimittelexanthem
5. Cushing-Syndrom

Antwort A Nur die Aussagen 1 und 5 sind richtig

Antwort B Nur die Aussagen 3 und 4 sind richtig

Antwort C Nur die Aussagen 1, 2 und 4 sind richtig

Antwort D Nur die Aussagen 1, 2, 3 und 4 sind richtig

Antwort E Nur die Aussagen 2, 3, 4 und 5 sind richtig

Antwort D ist richtig.

Zu Aussage 1
Bei Wurmerkrankungen ist eine Eosinophilie typisch.

Zu Aussage 2
Bei allergischem Asthma bronchiale ist eine Eosinophilie typisch.

Zu Aussage 3
Bei der Urtikaria ist eine Eosinophilie typisch.

Zu Aussage 4
Arzneimittelexantheme sind meist allergischer Natur und gehen mit Eosinophilie einher.

Zu Aussage 5
Das Cushing-Syndrom geht mit erhöhten Kortisolspiegeln und einer Eosinopenie einher.

Prüfungstermin Oktober 2018

Welche der folgenden Symptome gehören zur sogenannten B-Symptomatik bei Malignomen? **A**

1. Nachtschweiß
2. Ösophagealer Reflux
3. Gewichtsverlust
4. Diarrhö
5. Fieber ohne sonstige erklärliche Ursache

Antwort A Nur die Aussagen 1 und 3 sind richtig

Antwort B Nur die Aussagen 1 und 4 sind richtig

Antwort C Nur die Aussagen 1, 3 und 5 sind richtig

Antwort D Nur die Aussagen 2, 3 und 4 sind richtig

Antwort E Alle Aussagen sind richtig

Antwort C ist richtig.

Zu Aussage 1
Nachtschweiß zählt, neben Gewichtsabnahme und Fieber zu den B-Symptomen.

Zu Aussage 2
Ösophagealer Reflux zählt nicht zu den B-Symptomen.

Zu Aussage 3
Gewichtsverlust zählt zu den B-Symptomen und ist Ausdruck eines konsumierenden Geschehens.

Zu Aussage 4
Die Diarrhö zählt nicht zu den B-Symptomen.

Zu Aussage 5
Fieber ohne sonstige erklärliche Ursache zählt zu den B-Symptomen.

Prüfungstermin Oktober 2018

Welche der folgenden Aussagen treffen zu? M

Wählen Sie **zwei** Antworten!

Das Hebammengesetz (HebG) schränkt die Ausübung der Heilkunde durch Heilpraktiker ein. Die Leistung der Geburtshilfe ist nach dem HebG Ärzten und Hebammen vorbehalten. Die Geburtshilfe im Sinne des HebG umfasst

Antwort A Die Überwachung des Geburtsverlaufes von Beginn der Wehen an

Antwort B Die Überwachung des Geburtsverlaufes erst ab Beginn der Austreibungsphase

Antwort C Die Überwachung des gesamten Wochenbettverlaufs

Antwort D Den Zeitraum nur bis zum Abschluss der Nachgeburt (Plazenta)

Antwort E Den Zeitraum nur bis zur ersten Laktation der Mutter

Antworten A und C sind richtig.

Zu Antwort A

Nach § 4 Abs. 2 des Hebammengesetzes umfasst die Geburtshilfe die „Überwachung des Geburtsvorgangs von Beginn der Wehen an, Hilfe bei der Geburt und Überwachung des Wochenbettverlaufs".

Zu Antwort B

Die Geburtshilfe im Sinne des HebG umfasst die Überwachung des Geburtsverlaufes von Beginn der Wehen an.

Zu Antwort C

Die Geburtshilfe im Sinne des HebG umfasst den gesamten Wochenbettverlauf.

Zu Antwort D

Die Geburtshilfe umfasst den gesamten Prozess der Geburt und den gesamten Wochenbettverlauf.

Zu Antwort E

Die Geburtshilfe umfasst den gesamten Prozess der Geburt und den gesamten Wochenbettverlauf.

Prüfungstermin Oktober 2018

Welche der folgenden Aussagen zum Ikterus des Neugeborenen treffen zu? **M**
Wählen Sie **zwei** Antworten!

Antwort A Der Höhepunkt der Hyperbilirubinämie wird beim gesunden Kind etwa 6 Wochen nach der Geburt erreicht

Antwort B Apathie und Trinkschwäche können ein Hinweis auf hohe Bilirubinwerte sein

Antwort C Bei sehr hohen Bilirubinwerten besteht die Gefahr einer Bilirubinenzephalopathie

Antwort D Die Bilirubinerhöhung des Neugeborenen hält meist bis zur 10. Lebenswoche an

Antwort E Bei Frühgeborenen kommt es nach der Geburt zu keinem Anstieg des Gesamtbilirubins

Antworten B und C sind richtig.

Zu Antwort A

Der Neugeborenenikterus tritt in der Regel zwischen dem 3.-6. Lebenstag auf. Der Fötus produziert fetales Hämoglobin (HbF). Nach der Geburt wird nur adultes Hämoglobin (HbA) gebildet. Zum Zeitpunkt der Geburt und nach der Geburt werden sehr viele Erythrozyten abgebaut, die das HbF tragen, es entsteht ein hämolytischer Ikterus mit einer Anhäufung von unkonjugiertem Bilirubin, das in der Kürze der Zeit in der Leber nicht konjugiert werden kann.

Zu Antwort B

Apathie und Trinkschwäche können Hinweise auf hohe Bilirubinwerte sein.

Zu Antwort C

Bei sehr hohen Bilirubinwerten besteht die Gefahr einer Bilirubinenzephalopathie. Die Symptome sind Ikterus, schrilles Schreien, Hypotonie, Hyperreflexie, Krampfanfälle, Dys- und Apnoe, langfristig auch geistige Retardierung.

Zu Antwort D

Die Bilirubinerhöhung hält in der Regel bis zum 10. Lebenstag an.

Zu Antwort E

Bei Frühgeborenen ist der Bilirubinanstieg meist stärker ausgeprägt und hält auch länger an.

Prüfungstermin Oktober 2018

Welche der folgenden Aussagen treffen zu?

A

Zigarettenrauchen ist ein Risikofaktor für

1. Erektionsstörungen
2. Kehlkopfkrebs
3. Blasenkrebs
4. Nierenkrebs
5. Koronare Herzerkrankung (KHK)

Antwort A Nur die Aussagen 2 und 4 sind richtig

Antwort B Nur die Aussagen 2 und 5 sind richtig

Antwort C Nur die Aussagen 1, 3, 4 und 5 sind richtig

Antwort D Nur die Aussagen 2, 3, 4 und 5 sind richtig

Antwort E Alle Aussagen sind richtig

Antwort E ist richtig.

Zu Antwort A
Zigarettenrauchen ist ein Risikofaktor für Erektionsstörungen.

Zu Antwort B
Zigarettenrauchen ist ein Risikofaktor für die Entstehung von Kehlkopfkrebs.

Zu Antwort C
Zigarettenrauchen ist ein Risikofaktor für die Entstehung von Blasenkrebs.

Zu Antwort D
Zigarettenrauchen ist ein Risikofaktor für die Entstehung von Nierenkrebs.

Zu Antwort E
Zigarettenrauchen ist ein Risikofaktor für die Entstehung der Arteriosklerose und damit für die koronare Herzkrankheit.

Prüfungstermin Oktober 2018

Ein Vater kommt mit seinem Kind zu Ihnen. Sie sehen ein Kind, das hoch fiebert und schwer krank wirkt. Sie hören einen inspiratorischen Stridor. Des Weiteren läuft dem Kind der Speichel aus dem Mund. Sie erfahren, dass das Kind bisher nicht geimpft wurde. E

Welche Aussage zum weiteren Vorgehen trifft zu?

Antwort A Sie vermuten eine lebensbedrohliche Erkrankung und rufen sofort den Notarzt

Antwort B Sie legen das Kind hin und besprechen mit dem Vater ausführlich, dass Impfungen gemäß den Empfehlungen der STIKO wichtig sind

Antwort C Um einen Fremdkörper im Rachenbereich auszuschließen, führen Sie eine tiefe Racheninspektion unter Zuhilfenahme eines Spatels durch

Antwort D Die Fiebersenkung ist dringend notwendig, z.B. durch Wadenwickel. Dann wird das Kind auch wieder ruhiger atmen können

Antwort E Der Vater scheint mit der Situation überfordert. Sie bittet Ihn die Mutter zu informieren, da diese im Umgang mit einem kranken Kind sicherer ist

Antwort A ist richtig.

Zu Antwort A
Die oben genannten Symptome sprechen für eine Epiglottitis, die durch Bakterien (HiB, Streptokokken, Staphylokokken oder Diphtherieerreger) hervorgerufen wird. Es handelt sich um eine lebensgefährliche Erkrankung, deswegen ist sofort der Notarzt zu verständigen.

Zu Antwort B
Die Informationen über die Wichtigkeit der Impfungen muss zum späteren Zeitpunkt erfolgen. An erster Stelle steht die Versorgung des Kindes durch einen Notarzt.

Zu Antwort C
Eine diagnostische Racheninspektion ist in diesem Fall kontraindiziert. Mögliche Folgen ist ein reflektorischer Laryngospasmus und durch Verlegung der Atemwege die akute Erstickungsgefahr.

Zu Antwort D
Im Vordergrund stehen die Verständigung des Notarztes und die Freihaltung und Abschwellung der Atemwege.

Zu Antwort E
Anzunehmen ist, dass alle Eltern mit einem derartigen Krankheitsbild überfordert sind. Im oben genannten Fall ist zunächst wichtig, den Notarzt zu verständigen und gleich danach die Mutter.

Prüfungstermin Oktober 2018

Welche der folgenden Aussagen treffen zu? A

Wichtige Eigenschaften des Therapeuten in der klientenzentrierten Gesprächspsychotherapie sind

1. Positive Wertschätzung
2. Emotionale Wärme
3. Aktives, direktives Verhalten
4. Kongruenz
5. Echtheit

Antwort A Nur die Aussagen 1, 2, 3 und 4 sind richtig

Antwort B Nur die Aussagen 1, 2, 3 und 5 sind richtig

Antwort C Nur die Aussagen 1, 2, 4 und 5 sind richtig

Antwort D Nur die Aussagen 1, 3, 4 und 5 sind richtig

Antwort E Nur die Aussagen 2, 3, 4 und 5 sind richtig

Antwort C ist richtig.

Zu Aussage 1
Positive Wertschätzung mit bedingungsfreier Akzeptanz ist eines der wichtigen Therapieelemente bei der klientenzentrierten Gesprächspsychotherapie.

Zu Aussage 2
Emotionale Wärme zählt ebenfalls zu den wichtigen Therapieelementen der klientenzentrierten Gesprächspsychotherapie.

Zu Aussage 3
Bei der klientenzentrierten Gesprächspsychotherapie handelt es sich um eine „nichtdirektive Therapie“ das bedeutet, dass der Klient keine Richtlinie z.B. bezüglich seines Verhaltens bekommt, sondern der Klient die eigenen Defizite und Störungen selbst bzw. im Gespräch mit dem Therapeuten entdecken kann und durch eigene Entscheidungen selbstverantwortlich modifizieren kann. Im Zentrum steht nicht das Problem, sondern der Mensch als Individuum.

Zu Aussage 4
Kongruenz zählt ebenfalls zu den wichtigen Therapieelementen der klientenzentrierten Gesprächspsychotherapie.

Zu Aussage 5
Echtheit zählt ebenfalls zu den wichtigen Therapieelementen der klientenzentrierten Gesprächspsychotherapie.

Prüfungstermin Oktober 2018

Eine 85-jährige Frau kommt zu Ihnen mit Bauchschmerzen, die nicht genau lokalisierbar sind. Es bestehen Meteorismus, Aufstoßen, Übelkeit und Brechreiz. Bei der Untersuchung finden Sie keine Darmgeräusche, der Bauch fühlt sich hart an. E

Welche Diagnose trifft am ehesten zu?

Antwort A Chronische Magenschleimhautentzündung

Antwort B Reizkolon

Antwort C Ileus

Antwort D Herzmuskelschwäche mit Blutstau in die Bauchorgane

Antwort E Chronische Bauchspeicheldrüsenentzündung

Antwort C ist richtig.

Zu Antwort A

Die chronische Gastritis geht u.a. mit Aufstoßen, Übelkeit und Brechreiz einher. Die Schmerzen sind in der Regel im Epigastrium lokalisierbar. Darmgeräusche sind vorhanden.

Zu Antwort B

Die Symptome des Reizkolons sind u.a. Bauchschmerzen, Blähungen, Obstipation und/oder Diarrhö (nicht nächtlich, nicht blutig). Die Darmgeräusche sind rege und meist hörbar.

Zu Antwort C

Diffuse Bauchschmerzen, Meteorismus, Aufstoßen, Übelkeit, Brechreiz, fehlende Darmgeräusche und hartes Abdomen sprechen für einen paralytischen Ileus.

Zu Antwort D

Die Herzinsuffizienz kann mit Übelkeit, Aufstoßen und Brechreiz einhergehen. Andere Symptome sind u.a. Jugularvenenstauung, Lebervergrößerung, symmetrische periphere Ödeme, Zyanose und Atemnot.

Zu Antwort E

Symptome der chronischen Pankreatitis sind rezidivierende Schmerzen tief im Oberbauch, die gürtelförmig in den Rücken ausstrahlen, Fettstühle, Blähungen und Fettunverträglichkeit. Darmgeräusche sind vorhanden, der Bauch weich.

Prüfungstermin Oktober 2018

Welche der folgenden Aussagen treffen zu? M
Wählen Sie **zwei** Antworten!
Bei der körperlichen Untersuchung erfolgt die Prüfung auf Vorliegen einer oberen Einflussstauung bei Rechtsherzinsuffizienz

Antwort A an der Vena jugularis externa

Antwort B an der Arteria carotis interna

Antwort C an der Arteria radialis

Antwort D in Kopftieflage

Antwort E bei erhöhtem Oberkörper

Antworten A und E sind richtig.

Zu Antwort A

Das Vorliegen einer oberen Einflussstauung bei Rechtsherzinsuffizienz wird in 30° -Oberkörperhochlagerung an der Vena jugularis externa beurteilt. Bei der Rechtsherzinsuffizienz findet sich eine symmetrische obere Einflussstauung.

Zu Antwort B

An der Arteria carotis interna kann im Notfall der Puls beurteilt werden.

Zu Antwort C

Die Arteria radialis kann zur Pulsmessung herangezogen werden.

Zu Antwort D

In Kopftieflage ist bei jedem Menschen die Vena jugularis externa gestaut. Das Vorliegen der oberen Einflussstauung bei Rechtsherzinsuffizienz erfolgt in 30° -Oberkörperhochlagerung.

Zu Antwort E

Das Vorliegen der oberen Einflussstauung bei Rechtsherzinsuffizienz erfolgt in 30° -Oberkörperhochlagerung.

Prüfungstermin Oktober 2018

Welche der folgenden Aussagen zur Wirbelsäule trifft (treffen) zu? A

1. Das Iliosakralgelenk (Sakroiliakalgelenk) stellt die Verbindung zwischen Darmbein und Kreuzbein dar
2. Die Arteria vertebralis verläuft im mittleren Abschnitt der Halswirbelsäule ventral der Querfortsätze der Wirbel
3. An der Halswirbelsäule ist der 7. Halswirbel am einfachsten aufzufinden
4. Physiologisch besteht im Halswirbelbereich eine Kyphose
5. Ein Rippenbuckel weist auf eine bestehende Skoliose hin

Antwort A Nur die Aussage 3 ist richtig

Antwort B Nur die Aussagen 1, 2 und 4 sind richtig

Antwort C Nur die Aussagen 1, 3 und 5 sind richtig

Antwort D Nur die Aussagen 1, 3, 4 und 5 sind richtig

Antwort E Alle Aussagen sind richtig

Antwort C ist richtig.

Zu Aussage 1
Das Iliosakralgelenk (Sakroiliakalgelenk) stellt die Verbindung zwischen Darmbein (Os ilium) und Kreuzbein (Os sacrum) dar.

Zu Aussage 2
Die Arteria vertebralis verläuft im mittleren Abschnitt der Halswirbelsäule in den Foramina transversaria der Querfortsätze der Wirbel.

Zu Aussage 3
Der Dornfortsatz des 7. Halswirbel steht deutlich hervor, weswegen er auch die Bezeichnung Vertebra prominens trägt.

Zu Aussage 4
Im Halswirbel- und Lendenwirbelbereich findet sich eine Lordose, im Brustwirbelbereich und am Kreuzbein findet sich eine Kyphose.

Zu Aussage 5
Ein Rippenbuckel weist auf eine bestehende Skoliose hin. Er kann bei ausgeprägten Formen im geraden Stand gesehen werden. Bei gering ausgeprägter Skoliose ist er im Vorbeugetest sichtbar.

Prüfungstermin Oktober 2018

Welche Aussage zur Hygiene trifft zu? E

Antwort A Bei der hygienischen Händedesinfektion ist eine vorgeschaltete Reinigung verpflichtend vorgeschrieben.

Antwort B Eine hygienische Händedesinfektion ist vor und nach jedem Wundkontakt erforderlich.

Antwort C Das Tragen steriler Handschuhe bei invasiven Maßnahmen macht eine Händedesinfektion überflüssig.

Antwort D Vor Haut-/Weichteilpunktionen ist eine Sprühdesinfektion der Einstichstelle ausreichend.

Antwort E Zur Vermeidung einer Krankheitsübertragung ist die hygienische Händewaschung ebenso wirksam wie die hygienische Händedesinfektion.

Antwort B ist richtig.

Zu Antwort A

Bei der hygienischen Händedesinfektion werden die Anflugkeime (transiente Flora) der Haut eliminiert. Bei starken Verschmutzungen werden grobe Partikel mit einem Tuch entfernt, danach werden die Hände desinfiziert und dann ggf. gewaschen.

Zu Antwort B

Die Durchführung der hygienischen Händedesinfektion ist indiziert:

- Vor und nach Patientenkontakt
- Vor und nach Kontakt mit Wunden, Körpersekreten und potenziell kontaminierten Gegenständen
- Nach dem Naseputzen/Niesen, nach Toilettenbenutzung
- Nach dem Ausziehen der Handschuhe

Zu Antwort C

Vor invasiven Maßnahmen ist eine chirurgische Händedesinfektion notwendig. Danach werden sterile Handschuhe übergezogen.

Zu Antwort D

Vor Haut-/Weichteilpunktionen wird die Haut zunächst gereinigt, enthaart und entfettet. Die Gesamteinwirkzeit des Hautdesinfektionsmittels beträgt 5 Minuten.

Zu Antwort E

Händewaschung ist der Händedesinfektion in der Elimination der Keime deutlich unterlegen.

Prüfungstermin Oktober 2018

Welche der folgenden Aussagen zur venösen Blutentnahme treffen zu? A

1. Zu schnelles Aspirieren durch eine dünne Nadel kann zu einer Hämolyse führen
2. Zu lange Lagerung von Vollblut, insbesondere im Kühlschrank, kann zu falsch hohen Kaliumwerten führen
3. Längere intensive körperliche Belastung kann zu einem Anstieg des Muskelenzyms CK (Kreatinkinase) führen
4. Der Blutausstrich für die Zelldifferenzierung sollte erst nach zwei Tagen angefertigt und fixiert werden
5. Zu lange Stauung bei der Blutentnahme und „Pumpen" mit der Hand führt zu erniedrigten Kaliumwerten

Antwort A Nur die Aussagen 1 und sind richtig

Antwort B Nur die Aussagen 3 und 5 sind richtig

Antwort C Nur die Aussagen 1, 2 und 3 sind richtig

Antwort D Nur die Aussagen 3, 4 und 5 sind richtig

Antwort E Alle Aussagen sind richtig

Antwort C ist richtig.

Zu Aussage 1

Schnelle Aspiration und dünne Kanüle begünstigen die extrakorporale Hämolyse. Andere Faktoren, die eine Hämolyse bedingen, sind langes Stehen der Blutprobe, warme Lagerung, plötzliche Abkühlung sowie Erwärmung oder starkes Schütteln der Probengefäße.

Zu Aussage 2

Zu lange Lagerung von Vollblut, insbesondere im Kühlschrank, kann zu falsch hohen Kaliumwerten führen. Es sollte daher so kurz wie möglich gelagert werden und nach spätestens 3 Stunden im Labor sein.

Zu Aussage 3

Längere, intensive körperliche Belastung kann zu einem Anstieg des Muskelenzyms CK führen, das physiologischerweise in den Muskelzellen enthalten ist.

Zu Aussage 4

Der Blutausstrich für die Zelldifferenzierung sollte so schnell es geht angefertigt und fixiert werden, in der Regel innerhalb der ersten 2 Stunden nach Blutentnahme.

Zu Aussage 5

Zu lange Stauung bei der Blutentnahme und „Pumpen“ mit der Hand führt zu Hämolyse und damit zu erhöhten Kaliumwerten.

Prüfungstermin März 2019

Welche der folgenden Aussagen zum Delir treffen zu? A

1. Das hyperaktive Delir zeigt u.a. eine erhöhte psychomotorische Aktivität, stereotype Aktivitäten, Umherwandern, leichte Erregbarkeit und Euphorie.
2. Das hypoaktive Delir zeigt u.a. Schwerfälligkeit, Lethargie, Verwirrtheit, verlangsamte und reduzierte Sprache und ein reduziertes Bewusstsein.
3. Beim Alkoholdelir findet man neben einer psychotischen auch eine psychovegetative Symptomatik (Hypertonie, Tachykardie, Tremor).
4. Prädisponierende Faktoren eines Delirs sind hohes Lebensalter, Demenz, Depression, Dehydratation und Malnutrition.
5. Auslöser eines Delirs können akute Infektionen, Stoffwechselentgleisungen, Medikamenteneinnahme oder -entzug sein.

Antwort A Nur die Aussagen 2 und 5 sind richtig.

Antwort B Nur die Aussagen 1, 3 und 4 sind richtig.

Antwort C Nur die Aussagen 1, 2, 3 und 5 sind richtig.

Antwort D Nur die Aussagen 2, 3, 4 und 5 sind richtig.

Antwort E Alle Aussagen sind richtig.

Antwort E ist richtig.

Zu Aussage 1
Symptome des hyperaktiven Delirs sind hohe psychomotorische Aktivität, stereotype Aktivitäten, Umherwandern, leichte Erregbarkeit, Wut, aber auch Euphorie, leichte Ablenkbarkeit und Alpträume.

Zu Aussage 2
Die Symptome des hypoaktiven Delirs sind Schwerfälligkeit, Verwirrtheit, verlangsamte und reduzierte Sprache, verminderte Aufmerksamkeit und ein reduziertes Bewusstsein.

Zu Aussage 3
Vegetative Symptomatik (u.a. RR ↑, HF ↑, Tremor, Schwitzen, erhöhte Körpertemperatur) ist für das Delir typisch.

Zu Aussage 4
Prädisponierende Faktoren sind hohes Lebensalter, hohe Komorbidität, Demenz, Depression, Anämie, Malnutrition, Dehydratation, Hör- und Sehbehinderung.

Zu Aussage 5
Auslöser eines Delirs können u.a. Medikamente (Opioide, Benzodiazepine, einige Antidepressiva und Neuroleptika, Glukokortikoide), Operationen, Elektrolytentgleisungen, systemische Entzündungsreaktionen, Stoffwechselentgleisungen, Hirnerkrankungen, Alkohol- und Benzodiazepinentzug sein.

Prüfungstermin März 2019

Welche der folgenden Aussagen zum AB0-Blutgruppensystem trifft (treffen) zu? A

1. Die Blutgruppenmerkmale beruhen auf den Antigeneigenschaften der Erythrozyten.
2. Die Blutgruppenmerkmale beruhen auf den Antikörpereigenschaften der Lymphozyten.
3. Die Blutgruppenmerkmale beruhen auf den Antikörpereigenschaften der Thrombozyten.
4. Die Blutgruppenmerkmale werden vererbt.
5. Bei der Blutgruppe 0 liegen die Antigene A und B vor.

Antwort A Nur die Aussage 1 ist richtig.

Antwort B Nur die Aussage 5 ist richtig.

Antwort C Nur die Aussagen 1 und 4 sind richtig.

Antwort D Nur die Aussagen 4 und 5 sind richtig.

Antwort E Alle Aussagen sind richtig.

Antwort C ist richtig.

Zu Aussage 1
Die Blutgruppenmerkmale beruhen auf den Antigeneigenschaften der Erythrozytenmembran. Sie bestehen aus Glykoproteinen.

Zu Aussage 2
Die Blutgruppenmerkmale sind durch Antigene auf den Erythrozyten definiert. Leukozyten tragen auch Oberflächenproteine, die Humanen Leukozyten-Antigene (HLA-Antigene).

Zu Aussage 3
Die Blutgruppenmerkmale sind durch Antigene auf den Erythrozyten definiert.

Zu Aussage 4
Die Blutgruppenmerkmale werden vererbt.

Zu Aussage 5
Bei der Blutgruppe 0 sind keine Antigene auf der Erythrozytenoberfläche vorhanden, es finden sich Antikörper gegen das Merkmal A und B. Bei der Blutgruppe AB liegen die Antigene A und B vor, gleichzeitig sind keine Antikörper gegen die Merkmale A und B vorhanden.

Prüfungstermin März 2019

Welche der folgenden Aussagen treffen zu? **A**

Speichel besteht u.a. aus

1. ca. 99% Wasser
2. anorganischen Bestandteilen, z.B. Natrium, Kalium
3. organischen Bestandteilen, z.B. Enzymen
4. Muzinen (Schleimstoffe)
5. Immunglobulinen

Antwort A Nur die Aussagen 1 und 4 sind richtig.

Antwort B Nur die Aussagen 2 und 5 sind richtig.

Antwort C Nur die Aussagen 1, 2, 3 und 4 richtig.

Antwort D Nur die Aussagen 1, 2, 4 und 5 sind richtig.

Antwort E Alle Aussagen sind richtig.

Antwort E ist richtig.

Zu Aussage 1
Der Speichel wird v.a. durch die 3 paarig angeordneten Speicheldrüsen (Ohrspeicheldrüse, Unterzungendrüse und Unterkieferdrüse) gebildet. Die pro Tag gebildete Speichelmenge beträgt etwa 1–1,5 l. Der Speichel ist schwach alkalisch, was zum einen die Wirkung der Amylase begünstigt, aber auch den Zahnschmelz schützt. Den Hauptanteil des Speichels besteht aus Wasser (99 %). Neben Wasser finden sich im Speichel organische (Enzyme) und anorganische (Elektrolyte) Substanzen, Immunglobulin (v.a. IgA) und Schleimstoffe.

Zu Aussage 2
Anorganische Stoffe, z.B. Elektrolyte, sind Bestandteile des Speichels.

Zu Aussage 3
Organische Stoffe, z.B. Lysozym oder Peroxidasen, sind Bestandteile des Speichels.

Zu Aussage 4
Muzine (Schleimstoffe) sind Bestandteile des Speichels.

Zu Aussage 5
Immunglobuline, v.a. IgA, sind Bestandteile des Speichels.

Prüfungstermin März 2019

Welche der folgenden Aussagen zur Dupuytren-Kontraktur treffen zu? A

1. Es handelt sich um eine bindegewebige Verhärtung und Schrumpfung der Palmaraponeurose.
2. Es kommt zu einer Beugekontraktur besonders des 1. bis 3. Fingers.
3. Es kommt zu einer Beugekontraktur besonders des 4. und 5. Fingers.
4. Frauen sind häufiger betroffen als Männer.
5. Die Dupuytren-Kontraktur ist durch krankengymnastische Therapie reversibel.

Antwort A Nur die Aussagen 1 und 2 sind richtig.

Antwort B Nur die Aussagen 1 und 3 sind richtig.

Antwort C Nur die Aussagen 3 und 4 sind richtig.

Antwort D Nur die Aussagen 2, 4 und 5 sind richtig.

Antwort E Nur die Aussagen 1, 3, 4 und 5 sind richtig.

Antwort B ist richtig.

Zu Aussage 1
Bei der Dupuytren-Kontraktur (palmare Fibromatose) handelt es sich um eine bindegewebige Schrumpfung der Palmaraponeurose. Die Ursachen sind unbekannt. Prädisponierende Faktoren sind v.a. familiäre Häufung, Leberleiden und Diabetes mellitus.

Zu Aussage 2
Betroffen von der Beugekontraktur sind v.a. die Finger IV und V.

Zu Aussage 3
Im Frühstadium entwickeln sich derbe Knötchen in der Hohlhand, besonders an den Fingern IV und V (Ring- und kleiner Finger), die mit der Zeit größer werden und als bindegewebige Stränge zu sehen sind. Im späten Stadium ist die Fingerbeweglichkeit, v.a. die Streckung, deutlich eingeschränkt; es entwickelt sich eine Beugekontraktur.

Zu Aussage 4
Männer nach dem 50. Lebensjahr sind häufiger betroffen als Frauen.

Zu Aussage 5
Die Therapie der Wahl sind operative Verfahren.

Prüfungstermin März 2019

Welche Aussage zu Lithium trifft zu? E

Antwort A Lithium gehört zur Medikamentengruppen der Phasenprophylaktika.

Antwort B Lithium besitzt eine hohe therapeutische Breite.

Antwort C Grippale Infekte beeinflussen die Lithiumwirkung nicht.

Antwort D Lithium wird in der Epilepsiebehandlung eingesetzt.

Antwort E Lithium hat in erster Linie eine antriebssteigernde Wirkung.

Antwort A ist richtig.

Zu Antwort A
Lithium gehört zur Medikamentengruppen der Phasenprophylaktika (Stimmungsstabilisierer).

Zu Antwort B
Lithium besitzt eine geringe therapeutische Breite. Überdosierungen können lebensbedrohliche Intoxikationen zur Folge haben. Regelmäßige Plasmaspiegelkontrollen sind notwendig.

Zu Antwort C
Grippale Infekte oder Durchfallerkrankungen (v.a. mit Fieber, Flüssigkeits- und Natriumverlusten) erhöhten die Lithiumwirkung. Der Grund liegt in der Konkurrenz von Lithium und Natrium an Proteinbindungsstellen und Ionenkanälen. Natriumverluste erhöhen, Hypernatriämien schwächen die Lithiumwirkung.

Zu Antwort D
Lithium wird v.a. bei bipolaren (manisch-depressiven) Störungen (als Rezidivprophylaktikum) eingesetzt. Epilepsien werden meist mit Antikonvulsiva behandelt.

Zu Antwort E
Lithium hat in erster Linie eine stimmungsstabilisierende Wirkung. In manischen Episoden reduziert es die Euphorie, in depressiven Episoden hebt es die Stimmung, und suizidale Gedanken werden sehr stark reduziert.

Prüfungstermin März 2019

Welche der folgenden Aussagen treffen zu?
Zu den Differenzialdiagnosen einer Dysphagie zählen:
1. Ösophagusdivertikel
2. Struma
3. Pharyngitis
4. Speiseröhrenkarzinom
5. Verschluckter Fremdkörper

Antwort A Nur die Aussagen 4 und 5 sind richtig.

Antwort B Nur die Aussagen 1, 2 und 3 sind richtig.

Antwort C Nur die Aussagen 1, 3, 4 und 5 sind richtig.

Antwort D Nur die Aussagen 2, 3, 4 und 5 sind richtig.

Antwort E Alle Aussagen sind richtig.

Antwort E ist richtig.

Zu Aussage 1
Ösophagusdivertikel können mit Dysphagie einhergehen.

Zu Aussage 2
Eine vergrößerte Schilddrüse kann mit Dysphagie einhergehen.

Zu Aussage 3
Eine Pharyngitis kann mit einer Dysphagie einhergehen.

Zu Aussage 4
Ösophaguskarzinome können durch Verlegung des Speiseröhrenlumens mit Dysphagie einhergehen.

Zu Aussage 5
Verschluckte Fremdkörper können mit einer Dysphagie einhergehen.

Prüfungstermin März 2019

Welche der folgenden Aussagen zu Ringelröteln treffen zu? **M**
Wählen Sie **zwei** Antworten!

Antwort A Der Erreger der Ringelröteln ist ein Virus.

Antwort B Die Ansteckungsgefahr ist in den ersten 4 bis 10 Tagen nach der Infektion am größten.

Antwort C Eine Infektion während der Schwangerschaft ist für das ungeborene Kind nicht gefährlich.

Antwort D Ringelröteln können mit Antibiotika erfolgreich behandelt werden.

Antwort E Erwachsene können nicht an Ringelröteln erkranken.

Antworten A und B sind richtig.

Zu Antwort A
Der Erreger der Ringelröteln ist ein Virus, das Parvo-Virus B19.

Zu Antwort B
Die höchste Ansteckungsgefahr ist in den ersten 4 bis 10 Tagen nach der Infektion am größten. Mit dem Auftreten des Exanthems sinkt sie rapide.

Zu Antwort C
Bei Erstinfektion in der Mitte der Schwangerschaft und einem diaplazentaren Übertritt der Viren zum Feten kann beim Ungeborenen die Hemmung der Erythropoese fatale Folgen haben und u. U. zum Abort oder Tod des Feten führen (Hydrops fetalis).

Zu Antwort D
Die Therapie mit Antibiotika ist unwirksam, da es sich um eine virale Erkrankung handelt. Bei Ringelröteln ist die Therapie symptomatisch.

Zu Antwort E
Betroffen sind meist Kinder zwischen 5 und 16 Jahren, andere Altersgruppen sind allerdings auch betroffen. Die Erkrankung zeigt einen Häufigkeitsgipfel in den Winter- und Frühjahrsmonaten. Nach durchgemachter Erkrankung besteht meist ein lebenslanger Schutz vor Neuinfektionen.

Prüfungstermin März 2019

E

Welche Aussage trifft zu?
Typisches Symptom eines Cushing-Syndroms ist:

Antwort A Arterielle Hypotonie

Antwort B Gesichtsblässe

Antwort C Muskelschwäche

Antwort D Untergewicht

Antwort E Wachstumsbeschleunigung bei Kindern

Antwort C ist richtig.

Zu Antwort A
Das Cushing-Syndrom entsteht durch eine hochdosierte und langfristige Therapie mit Glukokortikoiden. Die Ausbildung einer arteriellen Hypertonie ist typisch (durch Vasokonstriktion und aldosteronähnliche Wirkung).

Zu Antwort B
Das Gesicht ist bei einem Cushing-Syndrom rund und gerötet und wird auch als Mondgesicht oder „tomato face" bezeichnet.
Andere Symptome sind Stiernacken, Akne, Furunkel, Striae, Ödeme und petechiale Blutungen. Begleitend treten psychiatrische, v.a. depressive und psychotische Symptome auf. Im Verlauf der Erkrankung können sich Osteoporose und steroidinduzierter Diabetes mellitus einstellen.

Zu Antwort C
Muskelschwäche, Muskelatrophie, dünne Extremitäten sind typische Symptome des Cushing-Syndroms.

Zu Antwort D
Übergewicht mit Stammfettsucht ist ein typisches Symptom bei einem Cushing-Syndrom.

Zu Antwort E
Bei Kindern entwickelt sich ein Minderwuchs durch einen vorzeitigen Schluss der Epiphysen.

Prüfungstermin März 2019

Welche der folgenden Aussagen zu Atelektasen treffen zu? **M**
Wählen Sie **zwei** Antworten!

Antwort A Es handelt sich um sackförmige irreversible Ausweitungen der Bronchien.

Antwort B Sie treten u.a. als Folge einer Kompression der Lunge von außen bei einem Pleuraerguss auf.

Antwort C Bei der Untersuchung fällt eine Klopfschalldämpfung auf.

Antwort D Typisch bei der Auskultation sind grobblasige Rasselgeräusche.

Antwort E Sie treten bei Neugeborenen nicht auf.

Antworten B und C sind richtig.

Zu Antwort A

Atelektasen sind luftleere Bezirke in der Lunge, wobei entzündliche Veränderungen fehlen. Sackförmige irreversible Ausweitungen der Bronchien werden Bronchiektasen genannt.

Zu Antwort B

Atelektasen können durch eine Kompression von außen, z.B. beim Pleuraerguss oder Zwerchfellhochstand auftreten (Kompressionsatelektasen). Andere Ursachen sind bronchiale Obstruktion (Obstruktionsatelektase) u.a. durch Tumore, Fremdkörper oder einen Kollaps der Lunge (Entspannungsatelektase), z.B. beim Pneumothorax.

Zu Antwort C

Das Gewebe ist verdichtet, der Klopfschall ist hyposonor.

Zu Antwort D

In der Auskultation findet sich ein reduziertes bis aufgehobenes Atemgeräusch.

Zu Antwort E

Neugeborene können durchaus eine Atelektase haben, z.B. wenn die Lunge nach der Geburt nicht vollständig entfaltet wird.

Prüfungstermin März 2019

Thoraxschmerzen können Symptom unterschiedlicher Erkrankungen sein. A
Für welche der folgenden Erkrankungen trifft dies zu?

1. Pleuritis
2. Magenperforation
3. Multiples Myelom (Plasmozytom)
4. Ösophagitis
5. Morbus Bechterew

Antwort A Nur die Aussagen 3 und 5 sind richtig.

Antwort B Nur die Aussagen 1, 2 und 4 sind richtig.

Antwort C Nur die Aussagen 1, 2, 3 und 4 sind richtig.

Antwort D Nur die Aussagen 1, 2, 4 und 5 sind richtig.

Antwort E Alle Aussagen sind richtig.

Antwort E ist richtig.

Zu Aussage 1
Eine Pleuritis geht typischerweise mit atemabhängigen, stechenden thorakalen Schmerzen einher.

Zu Aussage 2
Eine Magenperforation führt zur Ausbildung eines akuten Abdomens mit stärksten Schmerzen, Abwehrspannung und bretthartem Abdomen. Daneben können Schmerzen im Thorax wahrgenommen werden.

Zu Aussage 3
Das Multiple Myelom kann mit Thoraxschmerzen, meist durch eine Rippenfraktur (Spontanfraktur), einhergehen.

Zu Aussage 4
Die Ösophagitis kann mit Thoraxschmerzen einhergehen.

Zu Aussage 5
Der Morbus Bechterew kann mit Thoraxschmerzen einhergehen.

Prüfungstermin März 2019

Welche der folgenden Aussagen zu Adipositas treffen zu? **A**

1. Ab einem Body-Mass-Index (BMI) von 35 kg/m^2 und mehr spricht man von Adipositas.
2. Die Waist Hip Ratio (Taille-Hüft-Quotient) ist ein Maß für die Fettverteilung am Körper.
3. Zu den Ursachen einer sekundären Adipositas gehört die Hypothyreose.
4. Die arterielle Hypertonie gehört zu den Adipositas-assoziierten Krankheiten.
5. Bei Adipositas ist die Sterblichkeit erhöht.

Antwort A Nur die Aussagen 1 und 2 sind richtig.

Antwort B Nur die Aussagen 4 und 5 sind richtig.

Antwort C Nur die Aussagen 3, 4 und 5 sind richtig.

Antwort D Nur die Aussagen 2, 3, 4 und 5 sind richtig.

Antwort E Alle Aussagen sind richtig.

Antwort D ist richtig.

Zu Aussage 1

Von Adipositas spricht man ab einem BMI von über 30 kg/m^2.

Zu Aussage 2

Die Waist Hip Ratio (Taille-Hüft-Quotient) ist ein Maß für die Fettverteilung am Körper. Optimalerweise sollte sie bei Frauen unter 0,85 und bei Männern unter 0,90 liegen. Je höher der Wert, desto mehr Fett im Bereich des Bauches („Apfeltyp“). Bei dieser Fettverteilung ist das Risiko von Folgeerkrankungen höher als beim „Birnentyp“, bei dem die Fettverteilung im Bereich von Gesäß/Oberschenkel ihren Schwerpunkt hat.

Zu Aussage 3

Zu den Ursachen einer sekundären Adipositas zählen endokrine Erkrankungen, u.a. die Hypothyreose oder der Hyperkortisolismus und zentrale Erkrankungen, u.a. Hirntumore.

Zu Aussage 4

Zu den Adipositas-assoziierten Erkrankungen zählen u.a. metabolisches Syndrom, KHK, obstruktives Schlafapnoesyndrom, Fettleber, Cholelithiasis, Apoplex, erhöhtes Karzinomrisiko.

Zu Aussage 5

Die Sterblichkeit ist durch die o.g. Adipositas-assoziierten Erkrankungen erhöht.

Prüfungstermin März 2019

Welche der folgenden Aussagen zur Epistaxis (Nasenbluten) trifft (treffen) zu? **A**

1. Die häufigste Ursache der Epistaxis ist die digitale Manipulation.
2. Patienten, die Antikoagulanzien einnehmen, wird geraten, diese sofort abzusetzen.
3. Als eine Erstmaßnahme ist die Nasenflügelkompression durchzuführen.
4. Im Falle einer Epistaxis ist die Gefahr einer Infektionsübertragung zu vernachlässigen.
5. Prädisponierende Faktoren sind u.a. Schleimhauttrockenheit, nasaler Drogenkonsum, Glukokortikoid-Nasensprays.

Antwort A Nur die Aussage 1 ist richtig.

Antwort B Nur die Aussagen 1 und 3 sind richtig.

Antwort C Nur die Aussagen 2 und 3 sind richtig.

Antwort D Nur die Aussagen 1, 3 und 5 sind richtig.

Antwort E Nur die Aussagen 2, 4 und 5 sind richtig.

Antwort D ist richtig.

Zu Aussage 1

Die häufigste Ursache des Nasenblutens ist die digitale Manipulation, v.a. als Nasebohren. Sie entstehen v.a. im vorderen Bereich der Nase, am Locus Kiesselbachi.

Zu Aussage 2

Bei Patienten, die Antikoagulanzien einnehmen, kann eine Nasenblutung lebensbedrohlich sein. Eine zügige Vorstellung beim HNO-Arzt ist notwendig. Antikoagulanzien sollten nicht abgesetzt werden, weil das Risiko für thromboembolische Komplikationen steigt.

Zu Aussage 3

Als Sofortmaßnahme sollte der Patient aufrecht sitzen, den Kopf nach vorne hängen lassen und die Nasenflügel komprimieren. Gleichzeitig kann der Nacken gekühlt werden, was zur reflektorischen Vasokonstriktion der Nasengefäße führt.

Zu Aussage 4

Die Gefahr einer Infektionsübertragung ist gegeben und darf nicht vernachlässigt werden.

Zu Aussage 5

Prädisponierende Faktoren sind u.a. Schleimhauttrockenheit (im Winter durch Heizung, im Sommer durch Klimaanlagen oder Allergien), nasaler Drogenkonsum, Glukokortikoid-Nasensprays.

Prüfungstermin März 2019

Welche der folgenden Aussagen treffen zu? M

Wählen Sie **zwei** Antworten!

Typische Merkmale des somatischen Syndroms bei einer depressiven Episode (nach ICD-10) sind:

Antwort A Wahnvorstellungen

Antwort B Morgentief

Antwort C Verminderte Konzentration und Aufmerksamkeit

Antwort D Schuldgefühle und Wertlosigkeit

Antwort E Psychomotorische Hemmung

Antworten B und E sind richtig.

Zu Antwort A

Wahnvorstellungen können durchaus bei der Depression auftreten, v.a. ein nihilistischer Wahn oder Verarmungswahn. Die Wahnsymptomatik zählt jedoch nicht zum somatischen Syndrom.

Zu Antwort B

Ein somatisches Syndrom tritt im Zuge der Depression in der Regel auf. Die Symptome sind Müdigkeit, Schlafstörungen mit morgendlichem Früherwachen und Morgentief. Andere Symptome sind verminderter Appetit, Obstipation, Libidoverlust, Gewichtsverlust, Schmerzsyndrome und psychomotorische Hemmung.

Zu Antwort C

Verminderte Konzentration und Aufmerksamkeit sind Symptome der Depression. Sie werden jedoch nicht zum somatischen Syndrom gezählt.

Zu Antwort D

Schuldgefühle und Wertlosigkeit sind Symptome der Depression. Sie werden jedoch nicht zum somatischen Syndrom gezählt.

Zu Antwort E

Psychomotorische Hemmung ist ein Symptom des somatischen Syndroms.

Prüfungstermin März 2019

Ein 25-jähriger Patient sucht Sie wegen einer einseitigen Schwellung auf, die er seit etwa 1–2 Monaten an seinem rechten Hoden bemerkt hat. Er hat das Gefühl, diese Schwellung sei größer geworden. Über Schmerzen klagt er nicht. M

Welche der folgenden Aussagen treffen zu?
Wählen Sie **zwei** Antworten!

Antwort A Das Alter des Patienten spricht eher gegen eine bösartige Erkrankung.

Antwort B Sie empfehlen dem Patienten, den Hoden hochzulagern und zu kühlen und sich in ca. 3 Wochen wieder vorzustellen.

Antwort C Bei einem bösartigen Hodentumor fehlen oft Schmerzen als Frühwarnzeichen.

Antwort D Die Symptomatik spricht für eine Hodentorsion.

Antwort E Differenzialdiagnostisch kann eine Hydrozele vorliegen.

Antworten C und E sind richtig.

Zu Antwort A

Ein Hodentumor ist eine maligne Neubildung des Hodens und der häufigste maligne Tumor bei jungen Männern (20–45 Jahre).

Zu Antwort B

Beim Verdacht auf einen Hodentumor muss der Patient zeitnah beim Facharzt für Urologie vorgestellt werden. Eine Hochlagerung und lokale Kühlung ist bei entzündlichen Ursachen indiziert.

Zu Antwort C

Typische Symptome sind schmerzlose, einseitige Hodenschwellung und Schweregefühl im Skrotum. Ferner eine Begleithydrozele, evtl. Gynäkomastie und Hämatospermie. B-Symptome und Schmerzen sind meist Ausdruck einer fortgeschrittenen Erkrankung.

Zu Antwort D

Leitsymptome der Hodentorsion sind ein akuter skrotaler Schmerz, der in Leiste und Unterbauch zieht, Schwellung, Rötung und Hodenhochstand. Das Prehn-Zeichen ist negativ.

Zu Antwort E

Leitsymptom der Hydrozele (Flüssigkeitsansammlung innerhalb der Hodenblätter) ist eine schmerzlose, prallelastische Schwellung. Sie kann als Begleitreaktion bei entzündlichen Erkrankungen von Hoden/Nebenhoden oder Hodentumoren auftreten.

Prüfungstermin März 2019

Welche der folgenden Aussagen zu einer Pneumonie treffen zu? **M**
Wählen Sie **zwei** Antworten!

Antwort A Bei normaler Körpertemperatur ist eine Pneumonie ausgeschlossen.

Antwort B Die Infektion erfolgt meist als Schmierinfektion.

Antwort C Zu den häufigsten bakteriellen Erregern bei jungen Menschen zählen Pneumokokken (Streptokokkus pneumoniae).

Antwort D Dank antibiotischer Therapie spielen Pneumonien als Todesursache in Deutschland kaum noch eine Rolle.

Antwort E Pilze kommen als Erreger einer atypischen Pneumonie in Betracht.

Antworten C und E sind richtig.

Zu Antwort A

Atypische Pneumonien bieten oft kein klares Krankheitsbild. Kennzeichnend sind langsamer Beginn, Kopf- und Gliederschmerzen, geringer Fieberanstieg, trockener Husten, wenig Auswurf. Der körperliche Befund ist meist nicht auffällig, die Veränderungen im Röntgenbild sind wegweisend.

Zu Antwort B

Die Infektion erfolgt meist über aerogen.

Zu Antwort C

Zu den häufigsten bakteriellen Erregern bei jungen Menschen zählen Pneumokokken (Streptokokkus pneumoniae). Sie führen häufig zur Ausbildung einer typischen Pneumonie. Wichtige Symptome sind u.a. rascher Beginn mit Fieber, Husten und Auswurf, Dyspnoe und einem typischen Untersuchungsbefund (verstärkter Stimmfremitus, hyposonorer Klopfschall und feuchte Rasselgeräusche).

Zu Antwort D

Trotz antibiotischer Therapieoptionen ist die Pneumonie bezogen auf Westeuropa die häufigste Todesursache unter den Infektionskrankheiten.

Zu Antwort E

Neben Chlamydien, Mykoplasmen, Viren kommen Pilze als Erreger der atypischen Pneumonie in Betracht.

Prüfungstermin März 2019

Welche der folgenden Aussagen zur Subarachnoidalblutung (SAB) treffen zu? A

1. Plötzliche, heftigste Kopfschmerzen sind ein typisches Symptom.
2. Risikofaktoren für eine SAB sind u.a. arterielle Hypertonie, Nikotinabusus und Alkoholabusus.
3. Häufigste Ursache ist eine Ruptur eines intrakraniellen Aneurysmas.
4. Die SAB stellt eine neurologische Notfallsituation dar.
5. Symptome wie Übelkeit, Erbrechen und Bewusstseinsstörungen sprechen für einen erhöhten Hirndruck.

Antwort A Nur die Aussagen 1 und 5 sind richtig.

Antwort B Nur die Aussagen 3 und 4 sind richtig.

Antwort C Nur die Aussagen 1, 3 und 4 sind richtig.

Antwort D Nur die Aussagen 1, 2, 4 und 5 sind richtig.

Antwort E Alle Aussagen sind richtig.

Antwort E ist richtig.

Zu Aussage 1
Die Leitsymptome der Subarachnoidalblutung sind plötzliche, heftigste, unerträgliche Kopfschmerzen. Andere Symptome sind Nackensteifigkeit, positive Meningendehnungszeichen, Erbrechen (mit oder ohne Übelkeit) und Bewusstseinsstörungen.

Zu Aussage 2
Risikofaktoren für eine Subarachnoidalblutung sind u.a. arterielle Hypertonie, Nikotin- und Alkoholabusus.

Zu Aussage 3
Subarachnoidalblutungen ereignen sich am häufigsten atraumatisch und sind auf die Ruptur eines intrakraniellen Aneurysmas zurückzuführen, das an der A. communicans anterior, A. cerebri anterior oder A. cerebri media zu finden und meist angeboren ist, wobei nicht jedes Aneurysma rupturiert.

Zu Aussage 4
Die Subarachnoidalblutung ist ein neurologischer Notfall.

Zu Aussage 5
Symptome wie Übelkeit, Erbrechen und Bewusstseinsstörungen sprechen für einen erhöhten Hirndruck und sind für die Subarachnoidalblutung typisch.

Prüfungstermin März 2019

Welche der folgenden Aussagen treffen zu?
Wählen Sie **zwei** Antworten!
Eine große Blutdruckamplitude ist am ehesten typisch für eine

Antwort A Aortenklappeninsuffizienz

Antwort B Aortenklappenstenose

Antwort C Lungenembolie

Antwort D Hyperthyreose

Antwort E Sarkoidose

Antworten A und D sind richtig.

Zu Antwort A
Bei der großen Blutdruckamplitude ist der Abstand zwischen dem systolischen und diastolischen Wert hoch. Die Aortenklappeninsuffizienz geht mit einer hohen Blutdruckamplitude einher.

Zu Antwort B
Im Rahmen der Lungenembolie kann die Blutdruckamplitude normal oder geringfügig erniedrigt sein.

Zu Antwort C
Die Aortenklappenstenose geht typischerweise mit einer erniedrigten Blutdruckamplitude einher.

Zu Antwort D
Die Hyperthyreose geht typischerweise mit einer hohen Blutdruckamplitude einher.

Zu Antwort E
Die Sarkoidose geht mit einer normalen (40–50 mmHg) oder einer geringfügig erniedrigten Blutdruckamplitude einher.

Prüfungstermin März 2019

Welche der folgenden Aussagen zu somatoformen Störungen (nach ICD-10) treffen zu? **M**
Wählen Sie **zwei** Antworten!

Antwort A Im Verlauf der Erkrankung kommt es häufig zur Abhängigkeit von Schmerzmitteln und/oder Beruhigungsmitteln.

Antwort B Die Diagnose der somatoformen Störung wird meist sehr früh im Krankheitsverlauf gestellt.

Antwort C Es sind mehr Männer als Frauen vom Krankheitsbild der somatoformen Störung betroffen.

Antwort D Die Betroffenen können meist sehr schnell von der Notwendigkeit der Durchführung einer Psychotherapie überzeugt werden.

Antwort E Die hypochondrische Störung gehört zu den somatoformen Störungen.

Antworten A und E sind richtig.

Zu Antwort A

Somatoforme Störungen sind häufige Störungen, die durch anhaltende oder rezidivierend auftretende körperliche Beschwerden gekennzeichnet sind, für die es keine ausreichenden organischen Befunde gibt. Gleichzeitig spielen psychische Belastungen eine große Rolle. Im Verlauf der Erkrankung ist das Risiko der Abhängigkeit von Schmerzmitteln und/oder Beruhigungsmitteln hoch.

Zu Antwort B

Somatoforme Störungen werden relativ spät im Verlauf festgestellt. Typisch ist, dass wiederholt Untersuchungen (meist auch von verschiedenen Ärzten) durchgeführt werden, um organische Ursache auszuschließen.

Zu Antwort C

Betroffen sind mehr Frauen als Männer.

Zu Antwort D

Die Betroffenen können häufig nicht akzeptieren, dass ein organischer Hintergrund der Beschwerden nicht gegeben ist. Sie sind meist auch nicht von psychotherapeutischen Verfahren überzeugt.

Zu Antwort E

Somatoforme Störungen können in Somatisierungsstörungen, hypochondrische Störung und somatoforme Schmerzstörung eingeteilt werden.

Prüfungstermin März 2019

Welche der folgenden Aussagen zu Augenerkrankungen treffen zu? **M**
Wählen Sie **zwei** Antworten!

Antwort A Ein plötzlicher einseitiger Sehverlust kann auf eine Entzündung des Sehnervs hinweisen.

Antwort B Bei unvollständigem Lidschluss besteht die Gefahr einer Hornhautentzündung.

Antwort C Doppeltsehen ist ein Hinweis auf Konjunktivitis.

Antwort D Bei einer Iridozyklitis fällt eine flächenhafte Blutung unter der Augenbindehaut auf.

Antwort E Zur Behandlung eines Hordeolums (Gerstenkorn) ist Wärme kontraindiziert.

Antworten A und B sind richtig.

Zu Antwort A

Eine Neuritis nervi optici kann mit einem akuten oder subakuten Sehverlust einhergehen. Die Ursachen können u.a. Multiple Sklerose, Lupus erythematodes oder Sarkoidose sein.

Zu Antwort B

Bei unvollständigem Lidschluss (Lagophthalmus) ist die Befeuchtung der Hornhaut (und der Bindehaut) nur unzureichend oder gar nicht gegeben. Dadurch besteht die Gefahr der Austrocknung und Hornhautentzündung (Keratitis).

Zu Antwort C

Die Symptome einer Konjunktivitis sind Lichtscheu, Fremdkörpergefühl oder Schmerzen, Sekretfluss (eitrig oder serös, je nach Ursache). Doppeltsehen kommt in Betracht bei Läsionen der okulomotorischen Nerven oder der Augenmuskeln, u.a. im Zuge von Botulismus oder nach Traumen.

Zu Antwort D

Die Symptome einer Iridozyklitis (Entzündung der Iris und des Ciliarkörpers) sind v.a. Augenschmerzen, Photophobie, Visuseinschränkungen und Tränenfluss.

Zu Antwort E

In der Therapie kommt neben antibiotischen Tropfen auch Wärme (Rotlicht, warme Kompressen) in Betracht.

Prüfungstermin März 2019

Welche der folgenden Aussagen zum akuten lumbalen Rückenschmerz treffen zu? **M**
Wählen Sie **zwei** Antworten!

Antwort A Er sollte generell und zeitnah radiologisch abgeklärt werden.

Antwort B Spontanfrakturen sind als Ursache in Betracht zu ziehen.

Antwort C Begleitendes Fieber ist kein Hinweis auf eine schwerwiegendere Ursache.

Antwort D Wesentliche Behandlung nach Ausschluss spezifischer Ursachen ist körperliche Schonung.

Antwort E In den meisten Fällen handelt es sich um funktionelle Störungen.

Antworten B und E sind richtig.

Zu Antwort A
Die häufigsten Ursachen sind Funktionsstörungen, die nur unzureichend durch radiologische Verfahren nachweisbar sind.
Bei V.a. Erkrankungen wie Fraktur, Tumorverdacht, Infektion oder radikuläre Kompression (incl. Kauda-Syndrom) ist eine radiologische Diagnostik indiziert und unabdingbar.

Zu Antwort B
Spontanfrakturen, z.B. im Zuge der Osteoporose, können akute lumbale Schmerzen verursachen.

Zu Antwort C
Begleitendes Fieber ist ein Hinweis auf eine Infektion.

Zu Antwort D
Die Therapie (nach Ausschluss spezifischer Ursachen) besteht in der Fortführung alltäglicher Aktivitäten bzw. in rascher Wiederaufnahme derselben. Bettruhe und körperliche Schonung sollten vermieden werden. Physiotherapeutischen Maßnahmen sind von Vorteil.

Zu Antwort E
In den meisten Fällen handelt es sich um Funktionsstörungen, u.a. Dysfunktionen („Blockierungen“), veränderte Wirbelsäulenstatik, gestörte Muskelfunktion, gestörte Funktion des Iliosakralgelenks oder Bindegewebsveränderungen.

Prüfungstermin März 2019

Welche der folgenden Erreger (inklusive ihrer Dauerformen) können in der Umwelt am längsten überleben? E

Antwort A Streptokokken

Antwort B Clostridium tetani

Antwort C Escherichia coli

Antwort D Meningokokken

Antwort E Klebsiellen

Antwort B ist richtig.

Zu Antwort A
Streptokokken können mehrere Monate in Blutresten oder Schleimresten überleben.

Zu Antwort B
Clostridium-tetani-Bakterien kommen im Erdreich (als Sporen) vor. Sie halten Hitze und Desinfektionsmitteln stand. Sie überleben jahrelang, sofern sie nicht der Sonne ausgesetzt sind.

Zu Antwort C
Escherichia coli können in der Umwelt mehrere Wochen überleben.

Zu Antwort D
Meningokokken sind empfindliche Keime, die nur im menschlichen Körper überleben. In der Umwelt sterben sie rasch ab.

Zu Antwort E
Klebsiellen sind relativ robuste Erreger. Sie überleben Wochen und Monate in der Umwelt und bleiben infektiös.

Prüfungstermin März 2019

Welche(r) der genannten Muskeln ist (sind) Beuger im Hüftgelenk? **A**

1. M. gastrocnemius
2. M. rectus abdominis
3. M. rectus femoris
4. M. sartorius (Schneidermuskel)
5. M. gluteus maximus

Antwort A Nur die Aussage 3 ist richtig.

Antwort B Nur die Aussagen 2 und 5 sind richtig.

Antwort C Nur die Aussagen 3 und 4 sind richtig.

Antwort D Nur die Aussagen 1, 3 und 4 sind richtig.

Antwort E Nur die Aussagen 2, 3 und 5 sind richtig.

Antwort C ist richtig.

Zu Aussage 1

Der M. gastrocnemius bildet zusammen mit dem M. soleus den M. triceps surae. Er ist ein Beuger im Kniegelenk, Plantarflektor und Supinator des Fußes.

Zu Aussage 2

Der M. rectus abdominis beugt den Rumpf, senkt die Rippen und hilft bei der Bauchpresse.

Zu Aussage 3

Der M. quadriceps femoris besteht aus vier Köpfen: dem M. rectus femoris, M. vastus medialis, M. vastus intermedius und M. vastus lateralis. Dieser Muskel ist ein Strecker im Kniegelenk. Der M. rectus femoris ist wegen des Ursprungs am Acetabulum und der Spina iliaca anterior superior auch an der Beugung in der Hüfte beteiligt.

Zu Aussage 4

Der M. sartorius ist der längste Muskel des Menschen. Er ist an der Beugung im Hüftgelenk, Abduktion und Rotation des Oberschenkels beteiligt. Im Kniegelenk wirkt er als Innenrotator.

Zu Aussage 5

Der M. gluteus maximus ist der stärkste Strecker im Hüftgelenk, außerdem ist er an der Außenrotation beteiligt.

Prüfungstermin März 2019

Welche der folgenden Aussagen zum Tremor treffen zu? A

1. Tremor ist ein Symptom der akuten Halluzinogenintoxikation.
2. Ein Delirium tremens zeichnet sich durch den typischen „Pillendreher-Tremor“ aus.
3. Eine mögliche Behandlungsmethode des essenziellen Tremors stellt der Hirnschrittmacher (Tiefenstimulation) dar.
4. Feinschlägiger Tremor ist ein Symptom der Hyperthyreose.
5. Tremor ist ein Symptom des Morbus Parkinson.

Antwort A Nur die Aussagen 1 und 5 sind richtig.

Antwort B Nur die Aussagen 1, 3 und 4 sind richtig.

Antwort C Nur die Aussagen 2, 4 und 5 sind richtig.

Antwort D Nur die Aussagen 1, 3, 4 und 5 sind richtig.

Antwort E Alle Aussagen sind richtig.

Antwort D ist richtig.

Zu Aussage 1
Die Symptome einer akuten Halluzinogenintoxikation sind v.a. manische Symptome, Aggressivität, Angst, Tachykardie, Hypertonie, Fieber, Mydriasis, Tremor, Flashbacks (einige Zeit nach dem Konsum) und evtl. delirante Symptome. Atypische Verläufe mit Horrortrips sind möglich.

Zu Aussage 2
Im Zuge des Delirium tremens tritt Tremor meist als feinschlägiger Tremor auf. Der „Pillendreher-Tremor“ ist ein Ruhetremor, der für den Morbus Parkinson typisch ist. Die Tremorbewegung ist ähnlich dem Ablauf beim Pillendrehen oder Münzenzählen.

Zu Aussage 3
Der essenzielle Tremor kann medikamentös mit u.a. β-Blockern, Gabapentin, Clozapin oder über einen Hirnschrittmacher (Tiefenstimulation) behandelt werden.

Zu Aussage 4
Der feinschlägige Tremor ist ein Symptom der Hyperthyreose.

Zu Aussage 5
Tremor ist ein Symptom des Morbus Parkinson. Andere typische Symptome sind Rigor und Hypo-/Akinesie, reduzierte Mimik, Masken- und Salbengesicht, kleinschrittiger Gang, Sturzneigung, Mikrografie.

Prüfungstermin März 2019

Welche der folgenden Aussagen über die Erkrankung Poliomyelitis treffen zu? A

1. Nach der aktuellen Empfehlung der Ständigen Impfkommission (STIKO) beim Robert-Koch-Institut wird die Impfung mit einem Lebendimpfstoff durchgeführt.
2. Die Erkrankung wird durch Bakterien verursacht.
3. Die Erkrankung ist meldepflichtig.
4. Die Erkrankung ist fäkal-oral übertragbar.
5. Die Erkrankung kann mit schlaffen Lähmungen einhergehen.

Antwort A Nur die Aussagen 1 und 5 sind richtig.

Antwort B Nur die Aussagen 3 und 4 sind richtig.

Antwort C Nur die Aussagen 1, 2 und 3 sind richtig.

Antwort D Nur die Aussagen 3, 4 und 5 sind richtig.

Antwort E Alle Aussagen sind richtig.

Antwort D ist richtig.

Zu Aussage 1

Nach der aktuellen Empfehlung der Ständigen Impfkommission (STIKO) beim Robert-Koch-Institut wird die Impfung mit einem Totimpfstoff durchgeführt. Die Polioimpfung ist in der 6-fach-Impfung enthalten (zusammen mit Impfung gegen Diphtherie, Tetanus, Pertussis, Hepatitis B, HiB) und wird nach dem vollendeten 2., 3., 4., 6. und 12. Lebensmonat verabreicht.

Zu Aussage 2

Der Erreger der Polioerkrankungen ist das Poliovirus (Picorna-Virus, Enterovirus).

Zu Aussage 3

Die Erkrankung ist nach §6 und §7 namentlich meldepflichtig. Für Heilpraktiker besteht ein Behandlungsverbot.

Zu Aussage 4

Das Poliovirus ist in der Regel fäkal-oral übertragbar. Es ist primär enterotrop (betrifft v. a. den Darm), es infiziert nur selten das ZNS.

Zu Aussage 5

Die Polioerkrankung zeigt in den meisten Fällen einen inapparenten Verlauf. In wenigen Fällen treten Symptome eines grippalen Infektes oder einer Diarrhö auf. Sehr selten treten schlaffe Lähmungen auf.

Prüfungstermin März 2019

Welche der folgenden Aussagen treffen zu?
Wählen Sie **zwei** Antworten!
Ursachen einer Anämie sind am ehesten:

Antwort A Vitamin-A-Mangel

Antwort B Atrophische Gastritis

Antwort C Chronische Niereninsuffizienz

Antwort D Polyglobulie

Antwort E Hämochromatose

Antworten B und C sind richtig.

Zu Antwort A
Ein Vitamin A-Mangel kann Nachtblindheit und Korneaaustrocknung, Verhornungsstörungen von Haut/Schleimhäuten und Infektanfälligkeit verursachen.

Zu Antwort B
Im Zuge der Typ-A-Gastritis (autoimmune Gastritis mit Bildung von Antikörpern gegen Belegzellen) können durch Mangel an Intrinsic factor auch Vitamin-B_{12}-Mangelzustände entstehen.

Zu Antwort C
Die Niereninsuffizienz kann Ursache einer (normochromen, normozytären) Anämie sein. Der Grund liegt in der mangelnden EPO-Bildung, das für die Bildung der Erythrozyten zuständig ist.

Zu Antwort D
Die Polyglobulie geht mit einer Vermehrung der Erythrozyten einher.

Zu Antwort E
Die Hämochromatose (Eisenspeicherkrankheit) ist genetisch bedingt und geht mit einer vermehrten Einlagerung von Eisen in zahlreichen Organen, v.a. Leber, Haut und endokrinen Organen einher. Leitsymptome sind Leberzirrhose, dunkle Hautfärbung und Diabetes mellitus (Bronzediabetes).

Prüfungstermin März 2019

Welche der folgenden Aussagen zu einer Norovirusinfektion treffen zu? **A**

1. Vermehrtes Vorkommen während der Wintermonate.
2. Im Allgemeinen klingen die Symptome nach 1 bis 3 Tagen wieder ab.
3. Nach einer Infektion besteht langjährige Immunität.
4. Die Erkrankten leiden häufig unter wässrigen Diarrhöen, Übelkeit und schwallartigem Erbrechen.
5. Typisch ist hohes Fieber über mehrere Tage.

Antwort A Nur die Aussagen 2 und 3 sind richtig.

Antwort B Nur die Aussagen 1, 2 und 4 sind richtig.

Antwort C Nur die Aussagen 1, 4 und 5 sind richtig.

Antwort D Nur die Aussagen 3, 4 und 5 sind richtig.

Antwort E Nur die Aussagen 1, 2, 3 und 4 sind richtig.

Antwort B ist richtig.

Zu Aussage 1

Infektionen mit Noroviren können das ganze Jahr über auftreten, wobei ein saisonaler Gipfel in den Wintermonaten auftritt. Am häufigsten sind Vorschulkinder und alte Menschen betroffen. Besonders gut kann sich das Virus in Gemeinschaftseinrichtungen, insbesondere in Altenheimen und Kindergärten ausbreiten.

Zu Aussage 2

Die Krankheitsdauer ist mit 1–4 Tagen kurz. Die Infektiosität bleibt jedoch in der Regel über weitere 1–2 Wochen bestehen.

Zu Aussage 3

Die Immunität ist begrenzt, Reinfektionen sind möglich.

Zu Aussage 4

Typisch für die Norovirusinfektion ist ein plötzlicher Beginn mit heftigem, schwallartigem Erbrechen und Durchfällen. Weiterhin sind ein ausgeprägtes Krankheitsgefühl mit abdominalen Schmerzen, Übelkeit, Kopfschmerzen, Myalgien und Mattigkeit kennzeichnend.

Zu Aussage 5

In der Regel tritt kein Fieber auf. Selten treten subfebrile Temperaturen auf.

Prüfungstermin März 2019

Eine Mutter kommt mit dem 5-jährigen Sohn in Ihre Praxis. Das Kind habe einen Atemwegsinfekt gehabt. Seit zwei Tagen hinke es und klage über Schmerzen im Hüftbereich beim Gehen. Hinweise auf ein Trauma bestehen nicht. E

Welche der folgenden Ursachen ist hier am wahrscheinlichsten?

Antwort A Hüftdysplasie

Antwort B Coxitis fugax (flüchtige Koxitis)

Antwort C Meniskusschaden

Antwort D Beinlängendifferenz

Antwort E Oberschenkelhalsbruch

Antwort B ist richtig.

Zu Antwort A
Die Symptome der Hüftgelenksdysplasie machen sich bereits im Säuglingsalter bemerkbar als Faltenasymmetrie am Gesäß; das betroffene Beinchen wird kaum bewegt und wirkt kürzer. Es besteht eine Abspreizbehinderung der Beinchen beim Wickeln. Bei älteren Kindern entwickeln sich ein watschelnder Gang und eine Früharthrose.

Zu Antwort B
Die Symptome der Coxitis fugax (Hüftschnupfen oder flüchtige Koxitis) entstehen meist nach Infekten der oberen Atemwege oder des GI-Traktes bei Kindern zwischen dem 4. und 10. Lj. Typisch sind Schmerzen in der Hüfte (die häufig ins Knie projizieren) und Hinken.

Zu Antwort C
Meniskusschäden entstehen in der Regel durch ein Trauma.

Zu Antwort D
Eine Beinlängendifferenz kann Schmerzen in der Hüfte und Hinken verursachen. Die Angaben sprechen jedoch nicht für eine Beinlängendifferenz, sodass die Auswahlmöglichkeit entfällt.

Zu Antwort E
Ein Oberschenkelhalsbruch ist die Folge eines Traumas und betrifft in der Regel ältere Menschen (mit Osteoporose).

Prüfungstermin März 2019

Welche der folgenden Zuordnungen zwischen Schilddrüsenfunktion bzw. Schilddrüsenerkrankung und Laborbefund treffen zu? A

1. Euthyreote Struma: fT4 (freies Thyroxin) normal
2. Primäre Hyperthyreose: fT4 erhöht und TSH supprimiert
3. Schilddrüsenautonomie: fT4 erhöht und TSH supprimiert
4. Primäre Hypothyreose: fT4 erniedrigt und TSH erhöht
5. Sekundäre Hyperthyreose: fT4 erhöht und TSH erhöht

Antwort A Nur die Aussagen 1, 2 und 4 sind richtig.

Antwort B Nur die Aussagen 1, 3 und 5 sind richtig.

Antwort C Nur die Aussagen 2, 4 und 5 sind richtig.

Antwort D Nur die Aussagen 2, 3, 4 und 5 sind richtig.

Antwort E Alle Aussagen sind richtig.

Antwort E ist richtig.

Zu Aussage 1
Bei der euthyreoten Struma liegt das TSH und das fT4 (freies Thyroxin) im Normbereich.

Zu Aussage 2
Bei der primären Hyperthyreose ist das fT4 erhöht und das TSH supprimiert.

Zu Aussage 3
Bei der Schilddrüsenautonomie ist das fT4 erhöht und das TSH supprimiert.

Zu Aussage 4
Bei der primären Hypothyreose ist das fT4 erniedrigt und das TSH erhöht.

Zu Aussage 5
Bei der sekundären Hyperthyreose (durch Erkrankungen des Hypophysenvorderlappens) ist das fT4 erhöht und das TSH erhöht.

Prüfungstermin März 2019

Welche Aussage zur Untersuchung des Herzens trifft zu? E

Antwort A Der 1. Herzton ist kürzer und heller als der 2. Herzton.

Antwort B Eine Spaltung des 2. Herztons bei tiefer Inspiration ist immer pathologisch.

Antwort C Der Herzspitzenstoß wird beim herzgesunden Patienten normalerweise in 3. ICR (Interkostalraum) in der Axillarlinie getastet.

Antwort D Diastolische Herzgeräusche sind meist funktionell.

Antwort E Bei Fieber ist mit funktionellen Herzgeräuschen zu rechnen.

Antwort E ist richtig.

Zu Antwort A

Der 1. Herzton ist lang und dumpf, der 2. Herzton ist kurz und hell.

Zu Antwort B

Eine Spaltung des 2. Herztons bei tiefer Inspiration ist physiologisch. Dabei schließt die Aortenklappe vor der Pulmonalklappe.

Zu Antwort C

Der Herzspitzenstoß wird beim herzgesunden Patienten normalerweise im 5. ICR in der Medioklavikularlinie getastet.

Zu Antwort D

Diastolische Geräusche sind immer organischer Natur und durch Insuffizienz der Taschenklappen und/oder Stenosen der Segelklappen bedingt.

Zu Antwort E

Funktionelle Herzgeräusche sind Geräusche, die ohne organische Veränderung am Herzen einhergehen. Sie sind systolisch und ohne Fortleitung. Funktionelle Herzgeräusche können z.B. bei Veränderungen der Blutviskosität, im Rahmen einer Anämie, bei Fieber oder Schwangerschaft auftreten.

Prüfungstermin März 2019

Welche der folgenden Aussagen treffen zu?
Wählen Sie **zwei** Antworten!
Charakteristisch für das klinische Bild der paranoiden Schizophrenie (nach ICD-10) sind:

Antwort A Störung der örtlichen Orientierung

Antwort B Akustische Halluzinationen

Antwort C Wahnideen

Antwort D Haltungsstereotypien

Antwort E Gehobene Stimmung

Antworten B und C sind richtig.

Zu Antwort A
Orientierungsstörungen sind für die Schizophrenie nicht typisch; das Bewusstsein, die Orientierung und das Gedächtnis sind erhalten. Orientierungsstörungen sind z.B. typisch für die Demenz.

Zu Antwort B
Akustische Halluzinationen sind für die paranoide Schizophrenie typisch.

Zu Antwort C
Wahnideen, z.B. Beeinträchtigungswahn, Verfolgungswahn sind für die paranoide Schizophrenie typisch.

Zu Antwort D
Haltungsstereotypien sind für die katatone Schizophrenie typisch.

Zu Antwort E
Eine gehobene Stimmung kann gelegentlich bei der paranoiden Schizophrenie beobachtet werden. In den meisten Fällen ist die Stimmung eher ängstlich, gedrückt, besonders in akuten Episoden der Erkrankung. Bei chronischem Krankheitsverlauf tritt häufig eine Affektverflachung auf, die durch innere Leere und Gleichgültigkeit gekennzeichnet ist.

Prüfungstermin März 2019

Welche der folgenden Aussagen treffen zu? M
Wählen Sie **zwei** Antworten!
Bei der körperlichen Untersuchung eines Patienten tasten Sie eine deutlich vergrößerte Milz. Als Ursachen dieses Befundes sind am ehesten in Betracht zu ziehen:

Antwort A Botulismus

Antwort B Pfeiffer-Drüsenfieber (Mononucleosis infectiosa)

Antwort C Diphtherie

Antwort D Morbus Hodgkin

Antwort E Scharlach

Antwort B und D sind richtig.

Zu Antwort A
Leitsymptome des Botulismus sind Schluckbeschwerden, Doppelbilder, Übelkeit, Erbrechen, Durchfall und später symmetrische schlaffe Lähmungen.

Zu Antwort B
Eine Milzschwellung ist typisch für die infektiöse Mononukleose. Andere Symptome sind Fieber, generalisierte Lymphknotenschwellung, Angina tonsillaris mit graugelben Belägen, petechiales Enanthem am Gaumen und seltener ein masernähnliches Exanthem.

Zu Antwort C
Typische Symptome der (Rachen-)Diphtherie sind plötzlicher Beginn mit Halsschmerzen, Schluckbeschwerden, schweres Krankheitsgefühl, hochrote Rachenschleimhaut mit Pseudomembranen, kloßige Sprache, fad-süßlicher Mundgeruch und Cäsarenhals.

Zu Antwort D
Eine (Hepato-)Splenomegalie kann im Zuge des Morbus Hodgkin auftreten.

Zu Antwort E
Typische Symptome bei Scharlach sind plötzliches Fieber, Halsschmerzen, Angina tonsillaris mit eitrigen, abwischbaren Eiterstippchen, Erdbeer-, dann Himbeerzunge, stecknadelkopfgroßes stammbetontes Exanthem, periorale Blässe, grobe Hautschuppung an Hand- und Fußsohlen nach ca. 2–4 Wochen.

Prüfungstermin März 2019

Welche der folgenden Diagnosen ist bei Übelkeit, heftigem Drehschwinden und einseitigen Ohrgeräuschen am wahrscheinlichsten? E

Antwort A Otitis media

Antwort B Hypotone Kreislaufdysregulation

Antwort C Morbus Menière

Antwort D Otosklerose

Antwort E HWS-Syndrom

Antwort C ist richtig.

Zu Antwort A

Typische Symptome der Otitis media sind Ohren- und Kopfschmerzen, Fieber und Hörminderung. Das Trommelfell ist hochrot und vorgewölbt.

Zu Antwort B

Die hypotone Kreislaufdysregulation kann mit Schwindel (meist Schwankschwindel), Ohrensausen (beidseitig), Hypotonie und Bewusstseinsstörungen einhergehen.

Zu Antwort C

Leitsymptome des Morbus Menière sind anfallsartiger Drehschwindel, Tinnitus und Schwerhörigkeit (v. a. tiefe Frequenzen). Als Begleiterscheinungen können Spontannystagmus, Fallneigung, Übelkeit und Erbrechen auftreten.

Zu Antwort D

Bei der Otosklerose kommt es zu einer Fixierung der Steigbügelplatte am ovalen Fenster. Typisch für diese Erkrankung ist die (Schallleitungs-)Schwerhörigkeit und Tinnitus.

Zu Antwort E

Das HWS-Syndrom umfasst heterogene Erkrankungen (orthopädisch und neurologisch), die vom Nackenbereich ausgehen. Zu den typischen Symptomen zählen v.a. Nacken- und Kopfschmerzen, Schwindel (meist Schwankschwindel), Ohrensausen und Parästhesien.

Prüfungstermin März 2019

Welche der folgenden Aussagen zur Anatomie bzw. Physiologie des Magens treffen zu? **M**
Wählen Sie **zwei** Antworten!

Antwort A Der Ösophagus mündet im Bereich des Antrums in den Magen.

Antwort B Die Belegzellen sezernieren Salzsäure.

Antwort C Der Intrinsic Factor wird zur Resorption von Eisen im Dünndarm benötigt.

Antwort D Durch das sympathische Nervensystem werden Magenmotilität und Produktion von Magensaft gehemmt.

Antwort E Der Magen liegt retroperitoneal.

Antworten B und D sind richtig.

Zu Antwort A

Der Ösophagus mündet im Bereich der Kardia in den Magen. Die anderen Magenabschnitte sind Fundus (Magengrund), Korpus (Magenkörper), Antrum (Vorraum) und Pylorus (Magenpförtner).

Zu Antwort B

Belegzellen produzieren Salzsäure und den Intrinsic Factor, der für Aufnahme von Vitamin B_{12} im terminalen Ileum unabdingbar ist. Der Magensaft ist durch die Salzsäure sehr sauer.

Zu Antwort C

Der Intrinsic Factor wird zur Resorption von Vitamin B_{12} im terminalen Ileum benötigt.

Zu Antwort D

Der Sympathikus hemmt am Magen die Magenmotilität und Produktion von Magensaft, der Parasympathikus hat eine gegenteilige Wirkung.

Zu Antwort E

Der Magen (Gaster, Venter) liegt in der Bauchhöhle, intraperitoneal, im linken Oberbauch. Intraperitoneale Organe sind Organe, die am Ende der Embryonalperiode von allen Seiten von Bauchfell überzogen sind. Andere intraperitoneale Organe sind Milz, Leber, Gallenblase, Jejunum, Ileum, Zäkum, Appendix, Colon transversum, Sigma, Eierstöcke.

Prüfungstermin März 2019

Welche der folgenden Aussagen zur Binge-Eating-Störung (BES) treffen zu? A

1. Die Erkrankung tritt überwiegend in Verbindung mit einer psychotischen Erkrankung auf.
2. Charakteristisch sind wiederkehrende Essanfälle über einen Zeitraum von mehreren Monaten.
3. Die Erkrankung wird typischerweise von Scham und Schuldgefühlen begleitet.
4. Psychische Faktoren spielen bei der Entstehung der Erkrankung eine wichtige Rolle.
5. Durch gegensteuerndes Verhalten (Erbrechen, Hungerperioden) besteht meist ein deutliches Untergewicht.

Antwort A Nur die Aussagen 2 und 4 sind richtig.

Antwort B Nur die Aussagen 3 und 4 sind richtig.

Antwort C Nur die Aussagen 2, 3 und 4 sind richtig.

Antwort D Nur die Aussagen 2, 3 und 5 sind richtig.

Antwort E Alle Aussagen sind richtig.

Antwort C ist richtig.

Zu Aussage 1
Die Binge-Eating-Störung ist durch Essattacken mit Kontrollverlust gekennzeichnet und tritt überwiegend nicht in Verbindung mit einer psychotischen Erkrankung auf.

Zu Aussage 2
Typische Symptome der Binge-Eating-Störung sind wiederholte Essattacken ohne kompensatorische Verhaltensweisen, Kontrollverlust, Ekel-, Scham- und Schuldgefühle nach Essattacken. Die Symptome bestehen mindestens 6 Monate lang, die Essattacken treten im Durchschnitt 2×die Woche auf. Ferner findet sich unregelmäßige und falsche Ernährung, mangelndes Sattheitsempfinden, Übergewicht.

Zu Aussage 3
Die Entwicklung von Scham- und Schuldgefühlen ist typisch für diese Erkrankung.

Zu Aussage 4
Psychische Faktoren spielen bei der Entstehung der Erkrankung (ähnlich wie bei der Anorexia nervosa und Bulimie) eine wichtige Rolle.

Zu Aussage 5
Gegensteuerndes Verhalten (Erbrechen, Hungerperioden) tritt in der Regel nicht auf, es besteht meist ein deutliches Übergewicht.

Prüfungstermin März 2019

Welche der folgenden Aussagen treffen zu?
Wählen Sie **zwei** Antworten!
Gefahren einer hypertensiven Krise sind:

Antwort A Lungenödem

Antwort B Akute Gastritis

Antwort C Beinvenenthrombose

Antwort D Pulmonale Hypertonie

Antwort E Intrakranielle Blutungen

Antworten A und E sind richtig.

Zu Antwort A

Die hypertensive Krise ist definiert als Blutdruck von >180 mmHg systolisch und >120 mmHg diastolisch ohne Endorganschäden, wobei die Werte unterschiedlich in der Literatur angesiedelt sind. Die Komplikation ist der hypertensive Notfall, der als kritischer Blutdruckanstieg mit Endorganschaden definiert wird. Die Endorganschäden können als intrakranielle Blutung, Angina pectoris, Herzinfarkt, Lungenödem oder Visuseinbuße in Erscheinung treten.

Zu Antwort B

Die akute Gastritis entsteht durch u.a. Noxeneinwirkung (Alkohol, Pharmaka) oder Infektionen.

Zu Antwort C

Die Beinvenenthrombose ist durch Verlegung der tiefen Beinvenen durch einen Thrombus gekennzeichnet. Komplikationen sind die Lungenembolie und das postthrombotische Syndrom.

Zu Antwort D

Die pulmonale Hypertonie entsteht durch Lungen- oder Lungengefäßerkrankungen, aber nicht durch eine systemische Hypertonie.

Zu Antwort E

Intrakranielle Blutungen zählen zu den Komplikationen der hypertensiven Krise.

Prüfungstermin März 2019

Welche der folgenden Aussagen treffen zu?
Wählen Sie **zwei** Antworten!
Basismaßnahmen der kardiopulmonalen Reanimation sind:

Antwort A Freimachen der Atemwege

Antwort B Sofortige Blutdruckmessung

Antwort C Sofortige Prüfung des Radialis-Pulses

Antwort D Sofortiger Beginn der Herzdruckmassage

Antwort E Nach dem Freimachen der Atemwege Lungenauskultation

Antworten A und D sind richtig.

Zu Antwort A

Zu den Basismaßnahmen der kardiopulmonalen Reanimation gehören v.a. Überprüfung des Bewusstseins durch Ansprechen, Anfassen und Setzen von Schmerzreizen, Überprüfung der Atmung, Absetzen eines Notrufs, Herzdruckmassage.

Zu Antwort B

Eine Blutdruckmessung ist kein Bestandteil der Basismaßnahmen der kardiopulmonalen Reanimation.

Zu Antwort C

Die Prüfung des Radialis-Pulses eignet sich nicht. Im Notfall werden Pulse an der A. carotis communis geprüft. Die Pulsprüfung ist kein Bestandteil der Basismaßnahmen bei der kardiopulmonalen Reanimation.

Zu Antwort D

Der sofortige Beginn der kardiopulmonalen Reanimation zählt zu den Basismaßnahmen.

Zu Antwort E

Die Lungenauskultation ist kein Bestandteil der Basismaßnahmen der kardiopulmonalen Reanimation.

Prüfungstermin März 2019

Welche der folgenden Erkrankungen können mit einer vergrößerten Zunge (Makroglossie) einhergehen? **A**

1. Myxödem
2. Down-Syndrom
3. Hämangiom
4. Akromegalie
5. Angioödem (Quincke-Ödem)

Antwort A Nur die Aussagen 2 und 4 sind richtig.

Antwort B Nur die Aussagen 4 und 5 sind richtig.

Antwort C Nur die Aussagen 1, 2 und 4 sind richtig.

Antwort D Nur die Aussagen 1, 2, 3 und 5 sind richtig.

Antwort E Alle Aussagen sind richtig.

Antwort E ist richtig.

Zu Aussage 1
Das Myxödem tritt im Rahmen der Hypothyreose auf, kann die Zunge betreffen und zu einer Vergrößerung der Zunge führen.

Zu Aussage 2
Eine Makroglossie ist für das Down-Syndrom typisch. Andere Symptome sind Kleinwuchs, kleiner Kopf, abgeflachter Hinterkopf, weiter Augenabstand, Hautfalte am medialen Augenwinkel, erhöhter Speichelfluss, Vierfingerfurche, Sandalenlücke. Herzfehler sind häufig, das Risiko der Leukämie, Diabetes und Zöliakie ist erhöht. Im Alter ist die Wahrscheinlichkeit einer Demenz ebenfalls erhöht.

Zu Aussage 3
Ein Hämangiom (Blutschwämmchen) ist ein gutartiger Tumor der Blutgefäße. Er kann zur Makroglossie führen.

Zu Aussage 4
Im Zuge der Akromegalie tritt eine Makroglossie auf.

Zu Aussage 5
Das Angioödem (Quincke-Ödem) entsteht durch eine allergische Reaktion (Typ-I-Reaktion) in der Subkutis. Charakteristisch sind sehr starke Schwellungen im Gesicht, v. a. Lippen, Augenlidern, Zunge. Ferner an Handflächen und Fußsohlen.

Prüfungstermin März 2019

Welche Aussage zu den Krümmungen der Wirbelsäule trifft zu? E

Antwort A Im Lendenwirbelbereich ist die Krümmung nach ventral physiologisch.

Antwort B Als Lordose bezeichnet man die dorsale Krümmung der Wirbelsäule.

Antwort C Ein linksseitiger Rippenbuckel ist ein klinisches Zeichen für eine Kyphose.

Antwort D Eine Kyphose im BWS-Bereich ist pathologisch.

Antwort E Eine Korsettversorgung ist zwingender Bestandteil einer Skoliosebehandlung.

Antwort A ist richtig.

Zu Antwort A

Im Lendenwirbelbereich ist die Krümmung nach ventral physiologisch. Diese Krümmung wird auch als Lordose bezeichnet.

Zu Antwort B

Als Lordose bezeichnet man die ventrale Krümmung der Wirbelsäule. Die dorsale Krümmung wird als Kyphose bezeichnet.

Zu Antwort C

Ein linksseitiger Rippenbuckel ist ein klinisches Zeichen für eine Skoliose.

Zu Antwort D

Eine Kyphose im BWS-Bereich ist physiologisch.

Zu Antwort E

Eine Korsettversorgung kann bei einer Skoliose indiziert sein. Sie ist allerdings kein fester Bestandteil der Therapie.

Prüfungstermin März 2019

E

Welche Aussage trifft zu?
Typische Ursache des „Fassthorax" ist:

Antwort A Bronchialkarzinom

Antwort B Rechtsherzinsuffizienz

Antwort C Untergewicht

Antwort D Lungenemphysem

Antwort E Tuberkulose

Antwort D ist richtig.

Zu Antwort A

Das Bronchialkarzinom geht mit Symptomen einher wie z.B. Husten und Sputum (auch blutiges Sputum), Dyspnoe, Zyanose, Symptome der Pneumonie, B-Symptome. Andere Symptome sind einseitige obere Einflussstauung, Horner-Syndrom oder Phrenikuslähmung.

Zu Antwort B

Die isolierte Rechtsherzinsuffizienz führt zur Stauungssymptomen im Körperkreislauf, u.a. zu symmetrischen Ödemen, Leberstauung und Jugularvenenstauung.

Zu Antwort C

Im Zuge des Untergewichts entsteht kein Fassthorax.

Zu Antwort D

Der Fassthorax ist ein typischer Befund beim Lungenemphysem und ist Ausdruck der Überblähung und thorakalen Volumenzunahme.

Zu Antwort E

Die Symptome der Tuberkulose sind unterschiedlich: von asymptomatisch über uncharakteristische Symptome bis hin zu starken pulmonalen Symptomen mit v.a. Symptomen von Pneumonie, Pleuraerguss und B-Symptomen. Typisch (jedoch eher selten) ist die Ausbildung einer Kaverne (mit amphorischem Atmen). Ein Fassthorax bildet sich nicht aus.

Prüfungstermin März 2019

Welche der folgenden Aussagen treffen zu?
Wählen Sie **zwei** Antworten!
Kennzeichen einer sozialen Phobie ist/sind am ehesten:

Antwort A Angst in Menschenmengen

Antwort B Suggestibilität

Antwort C Direkter Augenkontakt wird als belastend empfunden

Antwort D Antriebsstörungen

Antwort E Furcht vor Kritik

Antworten C und E sind richtig.

Zu Antwort A
Die soziale Phobie ist durch krankhafte Schüchternheit gekennzeichnet. Alltägliche zwischenmenschliche Situationen werden von Angstgefühlen begleitet. Subjektiv fühlen sich die Patienten unsicher, haben Angst, Fehler zu machen, fürchten sich vor Kritik. Meist vermeiden die Patienten direkten Augenkontakt.
Frauen sind häufiger betroffen als Männer. Die Symptome beginnen meist im Jugendalter und gehen mit folgenden Symptomen einher: Erröten, Schwindel, Tremor, Übelkeit, Beklemmung, Dyspnoe, Tachykardie, Harndrang, Schweißausbrüche, Kopfschmerzen, Durchfall. Derealisation und Depersonalisation können ebenfalls auftreten.
Angst in Menschenmengen kann der Agoraphobie zugeordnet werden.

Zu Antwort B
Suggestibilität ist kein typisches Symptom der sozialen Phobie.

Zu Antwort C
Direkter Augenkontakt wird als belastend empfunden und wird vermieden.

Zu Antwort D
Antriebsstörungen sind z.B. für die Depression typisch.

Zu Antwort E
Furcht vor Kritik ist eines der Symptome der sozialen Phobie.

Prüfungstermin März 2019

Welche Aussage trifft zu?

E

Ein plötzlich auftretender, schmerzloser Ikterus ist ein Warnhinweis für

Antwort A eine Gallenkolik

Antwort B eine Appendizitis

Antwort C ein Karzinom des Pankreas

Antwort D ein akutes Nierenversagen

Antwort E ein Arzneimittelexanthem

Antwort C ist richtig.

Zu Antwort A
Die akute Gallenkolik geht mit stärksten Schmerzen im rechten Oberbauch mit Ausstrahlung in die rechte Schulter einher. Ein Ikterus kann auftreten.

Zu Antwort B
Symptome der akuten Appendizitis sind epigastrische Schmerzen, die nach periumbilikal und in den rechten Unterbauch wandern. Typisch sind positive Psoas-, McBurney-, Lanz-, Blumberg- und Rovsing-Zeichen, rektal-axilläre Temperaturdifferenz und schmerzhafte rektale Untersuchung.

Zu Antwort C
Das Pankreaskarzinom (v.a. das Pankreaskopfkarzinom) kann den Galleabfluss behindern, sodass ein posthepatischer Ikterus in Erscheinung tritt.

Zu Antwort D
Die Symptome des Nierenversagens sind u.a. GFR ↓, harnpflichtige Substanzen ↑, Veränderung der Harnmenge, metabolische Azidose, Ödeme und RR-Schwankungen sowie renale Anämie und Osteopathie. Das Hautkolorit ist grau-schmutzig.

Zu Antwort E
Ein Arzneimittelexanthem geht mit symmetrischem makulopapulösen konfluierenden Exanthem einher. Es breitet sich zentrifugal aus. Juckreiz kann begleitend auftreten.

Prüfungstermin März 2019

Welcher Begriff bezeichnet einen mit seröser Flüssigkeit gefüllten Hohlraum in oder unter der Oberhaut? E

Antwort A Blase

Antwort B Pustel

Antwort C Kruste

Antwort D Quaddel

Antwort E Abszess

Antwort A ist richtig.

Zu Antwort A
Eine Blase ist ein flüssigkeitsgefüllter Hohlraum, größer als erbsengroß. Sie kann sich in oder unter der Oberhaut befinden und kann mit seröser Flüssigkeit gefüllt sein oder mit blutigem Sekret (hämorrhagische Blase).

Zu Antwort B
Bei einer Pustel handelt es sich um einen eitergefüllter Hohlraum.

Zu Antwort C
Eine Kruste entsteht durch Auflagerung von eingetrocknetem Serum oder Blut.

Zu Antwort D
Die Quaddel (Urtica) ist eine flüchtige, juckende Erhabenheit, die durch lokale Histaminausschüttung bedingt ist.

Zu Antwort E
Bei einem Abszess handelt es sich um eine Eiteransammlung in einem neu, durch Gewebeeinschmelzung entstandenem Hohlraum. Er wird meist durch Staphylo- und Streptokokken hervorgerufen.

Prüfungstermin März 2019

Welche der folgenden Aussagen zur Durchführung eines Verbandswechsels treffen zu? **A**

1. Der Verbandswechsel sollte nach der No-Touch-Methode durchgeführt werden (no touch = keine Berührung).
2. Beim Verbandswechsel infizierter Wunden sollte Schutzkleidung angelegt werden.
3. Bei der Wundbehandlung im Rahmen des Verbandswechsels sind sterile Instrumente zu verwenden.
4. Vor Anlegen des neuen Verbandes sind die Handschuhe zu wechseln.
5. Nach dem Verbandswechsel ist eine hygienische Händedesinfektion durchzuführen.

Antwort A Nur die Aussagen 1, 2 und 3 sind richtig.

Antwort B Nur die Aussagen 3, 4 und 5 sind richtig.

Antwort C Nur die Aussagen 1, 2, 4 und 5 sind richtig.

Antwort D Nur die Aussagen 2, 3, 4 und 5 sind richtig.

Antwort E Alle Aussagen sind richtig.

Antwort E ist richtig.

Zu Aussage 1

Der Verbandswechsel kann nach folgenden Punkten durchgeführt werden:
Desinfektion der Hände – Einmalschürze und unsterile Handschuhe anlegen – Inspektion des alten Verbandes von außen – Entfernung des alten Verbandes und Inspektion der Wundverhältnisse – Material mit den Handschuhen entsorgen – Erneute Handdesinfektion – Sterile Handschuhe – Wundbehandlung (Wundreinigung, Wunddesinfektion) – Frische unsterile Handschuhe überziehen (wenn die neue Wundauflage mit Non-Touch-Technik mit sterilen Instrumenten durchgeführt wird), sonst sterile Handschuhe überziehen – Anlage eines neuen Verbandes – Handschuhe entsorgen und anschließend Händedesinfektion

Zu Aussage 2

Beim Verband infizierter Wunden sollte ein Schutzkittel angelegt werden.

Zu Aussage 3

Die Wundbehandlung muss mit sterilen Instrumenten erfolgen, will man eine Infektion vermeiden.

Zu Aussage 4

Vor Anlegen des neuen Verbandes müssen die Handschuhe gewechselt werden.

Zu Aussage 5

Vor und nach dem Verbandswechsel muss eine hygienische Händedesinfektion erfolgen.

Prüfungstermin März 2019

Welche der folgenden Aussagen trifft (treffen) zu? A

Eine paranoide Persönlichkeitsstörung (nach ICD-10) äußert sich

1. in geringer Empfindlichkeit gegenüber Ablehnung
2. in Selbstbezogenheit
3. in ausgeprägtem Misstrauen
4. in streitsüchtigem Verhalten
5. in stetigem Drang zum Perfektionismus

Antwort A Nur die Aussage 3 ist richtig.

Antwort B Nur die Aussagen 1, 2 und 4 sind richtig.

Antwort C Nur die Aussagen 1, 4 und 5 sind richtig.

Antwort D Nur die Aussagen 2, 3 und 4 sind richtig.

Antwort E Alle Aussagen sind richtig.

Antwort D ist richtig.

Zu Aussage 1
Die paranoide Persönlichkeitsstörung ist durch folgende Symptome/Kriterien gekennzeichnet:
- Übertriebene Empfindlichkeit auf Zurückweisung und Verletzung
- Nachtragend und Neigung zum Groll
- Starkes Misstrauen und Neigung, freundliche Handlungen als feindlich zu beurteilen
- Streitsüchtiges Verhalten, Bestehen auf eigenen Rechten
- Neigung zu pathologischer Eifersucht
- Glaube an Verschwörungstheorien
- Tendenz zum überhöhten Selbstwertgefühl

Zu Aussage 2
Selbstbezogenheit ist ein Symptom der paranoiden Persönlichkeitsstörung.

Zu Aussage 3
Misstrauen ist ein Symptom der paranoiden Persönlichkeitsstörung.

Zu Aussage 4
Streitsüchtiges Verhalten ist ein Symptom der paranoiden Persönlichkeitsstörung.

Zu Aussage 5
Stetiger Drang zum Perfektionismus ist ein Symptom der zwanghaften Persönlichkeitsstörung.

Prüfungstermin März 2019

Welche der folgenden Aussagen trifft (treffen) zu? A

Nach dem Infektionsschutzgesetz (IfSG) sind folgende Personen zur Meldung meldepflichtiger Krankheiten an das Gesundheitsamt verpflichtet:

1. Ärzte
2. Eltern erkrankter Kinder
3. Heilpraktiker
4. Leiter von Gemeinschaftseinrichtungen
5. Der Patient selbst

Antwort A Nur die Aussage 1 ist richtig.

Antwort B Nur die Aussagen 1 und 3 sind richtig.

Antwort C Nur die Aussagen 1, 2 und 4 sind richtig.

Antwort D Nur die Aussagen 1, 3 und 4 sind richtig.

Antwort E Nur die Aussagen 2, 3 und 5 sind richtig.

Antwort D ist richtig.

Zu Antwort A

Der § 8 IfSG regelt die Meldepflichten bei Infektionskrankheiten. Der feststellende Arzt ist nach § 8 Abs. 1 Satz 1 zur Meldung an das zuständige Gesundheitsamt verpflichtet, wenn es sich um Erkrankungen handelt, die im § 6 IfSG genannt sind.

Zu Antwort B

Eine Meldepflicht für Eltern erkrankter Kinder besteht nicht.

Zu Antwort C

Der Heilpraktiker ist nach § 8 Abs. 1 Satz 8 zur Meldung verpflichtet im Falle des § 6 Abs. 1 Satz 1.

Zu Antwort D

Leiter von Gemeinschaftseinrichtungen (nach § 36 Abs. 1 Nr. 1–6) sind nach § 8 Abs. 1 Satz 7 zur Meldung verpflichtet im Falle des § 6 Abs. 1 Satz 1 Nr. 1, 2 und 5.

Zu Antwort E

Eine Meldepflicht für den Patienten selbst besteht nicht.

Prüfungstermin März 2019

Welche Aussage trifft zu? E

Bei einem Patienten mit wiederholt erhöhter BSG (Blutsenkungsgeschwindigkeit) bestimmen Sie die Eiweiß-Elektrophorese. Es fällt eine spitze hohe Zacke des Gammaglobulins auf. Dies spricht am ehesten für

Antwort A einen Befund ohne pathologische Bedeutung

Antwort B ein multiples Myelom (Plasmozytom)

Antwort C eine Osteoporose

Antwort D ein Antikörpermangel-Syndrom

Antwort E ein nephrotisches Syndrom

Antwort B ist richtig.

Zu Antwort A
Bei diesem Befund muss von einem pathologischen Geschehen ausgegangen werden.

Zu Antwort B
Dieser Befund spricht für ein multiples Myelom (Plasmozytom). Das Plasmozytom stellt eine maligne Veränderung der Plasmazelle dar, das mit einer Überproduktion von funktionslosen Antikörperfragmenten einhergeht. Eins der Symptome ist eine stark beschleunigte Blutsenkungsgeschwindigkeit oder sogar eine Sturzsenkung. In der Elektrophorese zeigt sich eine hohe Zacke in der Gamma-Fraktion. Sie ist zurückzuführen auf die Antikörperframente (Paraproteine), die ähnliche Ladung und Dichte haben. Andere Symptome des Plasmozytoms sind Knochenschmerzen, Spontanfrakturen, Anämie, Infektanfälligkeit und Blutungsneigung (durch Verdrängung von Blutzellen im Knochenmark).

Zu Antwort C
Bei der Osteoporose sind Veränderungen in der Eiweißelektrophorese nicht zu verzeichnen.

Zu Antwort D
Beim Antikörpermangel-Syndrom ist die Gamma-Fraktion vermindert.

Zu Antwort E
Beim nephrotischen Syndrom ist die Gamma-Fraktion vermindert.

Prüfungstermin März 2019

Welche der folgenden Aussagen treffen zu? A

Für Heilpraktiker mit allgemeiner Erlaubnis besteht Behandlungsverbot für:

1. Multiple Sklerose
2. Angststörung
3. Mumps
4. Keuchhusten
5. Colitis ulcerosa

Antwort A Nur die Aussagen 2 und 3 sind richtig.

Antwort B Nur die Aussagen 3 und 4 sind richtig.

Antwort C Nur die Aussagen 2, 4 und 5 sind richtig.

Antwort D Nur die Aussagen 3, 4 und 5 sind richtig.

Antwort E Alle Aussagen sind richtig.

Antwort B ist richtig.

Zu Aussage 1
Die Behandlung der Multiplen Sklerose ist dem Heilpraktiker gestattet.

Zu Aussage 2
Die Behandlung der Angststörung ist dem Heilpraktiker gestattet.

Zu Aussage 3
Die Behandlung von Mumps ist dem Heilpraktiker nach § 24, § 6, § 7, § 34 IfSG nicht gestattet.

Zu Aussage 4
Die Behandlung von Keuchhusten ist dem Heilpraktiker nach § 24, § 6, § 7, § 34 IfSG nicht gestattet.

Zu Aussage 5
Die Behandlung der Colitis ulcerosa ist dem Heilpraktiker gestattet.

Prüfungstermin März 2019

Welche der folgenden Erkrankungen wird typischerweise durch Zecken übertragen und kann durch eine Schutzimpfung vermieden werden? E

Antwort A Tuberkulose

Antwort B Borreliose

Antwort C Infektiöse Mononukleose

Antwort D Meningokokken-Meningitis

Antwort E Frühsommer-Meningoenzephalitis

Antwort E ist richtig.

Zu Antwort A

Tuberkulose wird über Tröpfchen (selten alimentär über kontaminierte Milch) übertragen. Eine Impfung steht zur Verfügung (BCG-Impfung), wird jedoch von der STIKO (im Rahmen der generellen Empfehlung) nicht empfohlen.

Zu Antwort B

Die Borreliose wird über Zecken übertragen. Ein Impfstoff steht nicht zur Verfügung.

Zu Antwort C

Die infektiöse Mononukleose wird über Speichel („kissing disease“) übertragen. Ein Impfstoff steht nicht zur Verfügung.

Zu Antwort D

Die Meningokokken-Meningitis wird über Tröpfchen übertragen. Es stehen Impfungen (Totimpfung) gegen die Meningokokken Typen A, B, C, W und Y zur Verfügung. Nach STIKO wird z. B. die Impfung gegen Meningokokken C als Standardimpfung für alle Kinder nach dem vollendeten 12. Lebensmonat empfohlen.

Zu Antwort E

Die Frühsommer-Meningoenzephalitis wird durch Zecken übertragen. Es steht eine Impfung zur Verfügung.

Prüfungstermin März 2019

Welche der folgenden Aussagen zur rechtlichen Betreuung treffen zu? **M**
Wählen Sie **zwei** Antworten!

Antwort A Bei behandlungsuneinsichtigen psychisch Kranken kann das Gesundheitsamt eine Betreuung anordnen.

Antwort B Die Behandlung von Menschen mit Betreuung ist Heilpraktikern grundsätzlich nicht gestattet.

Antwort C Die Entscheidung über die Bestellung eines Betreuers trifft das Gericht.

Antwort D Die Einrichtung einer Betreuung gegen den Willen eines Betroffenen kann auch durch nahe Angehörige angeregt werden.

Antwort E Eine Betreuung bleibt lebenslang bestehen.

Antworten C und D sind richtig.

Zu Antwort A

Bei behandlungsuneinsichtigen psychisch Kranken kann nur das Vormundschaftsgericht die Notwendigkeit einer Betreuung prüfen und sie ggf. festsetzen.

Zu Antwort B

Die Behandlung von Menschen mit Betreuung ist Heilpraktikern grundsätzlich gestattet.

Zu Antwort C

Die Entscheidung über die Bestellung eines Betreuers trifft das Gericht.

Zu Antwort D

Die Betreuung wird vom Vormundschaftsgericht eingerichtet und kann vom Betroffenen selbst angeregt werden oder – auch ohne Zustimmung des Betroffenen – durch Dritte (also auch vom Heilpraktiker oder von Verwandten).

Zu Antwort E

Eine Betreuung darf nur so lange bestehen, wie es notwendig ist. Eine Prüfung erfolgt nach spätestens 7 Jahren.

Prüfungstermin März 2019

Welche Aussage trifft zu? E

Das Mammakarzinom der Frau kommt am häufigsten an folgender Lokalisation vor:

Antwort A Brustwarze

Antwort B Oberer äußerer Quadrant der Brust

Antwort C Oberer innerer Quadrant der Brust

Antwort D Unterer äußerer Quadrant der Brust

Antwort E Unterer innerer Quadrant der Brust

Antwort B ist richtig.

Zu Antwort A
Die Mamille ist in etwa 15 % aller Mammakarzinome betroffen.

Zu Antwort B
Der obere äußere Quadrant ist (mit 55 %) am häufigsten betroffen.

Zu Antwort C
Der obere innere Quadrant ist mit 15 % betroffen.

Zu Antwort D
Der untere äußere Quadrant ist mit 10 % betroffen.

Zu Antwort E
Der untere innere Quadrant ist mit 5 % eher selten betroffen.

Prüfungstermin März 2019

Welche der folgenden Aussagen treffen zu?
Wählen Sie **zwei** Antworten!
Zu den wichtigsten kardiovaskulären Risikofaktoren gehören:

Antwort A Diabetes mellitus

Antwort B Hyperurikämie

Antwort C Schilddrüsenfunktionsstörung

Antwort D Somatoforme autonome Funktionsstörung (Herzneurose)

Antwort E Arterielle Hypertonie

Antworten A und E sind richtig.

Zu Antwort A

Der Diabetes mellitus zählt zu den wichtigsten kardiovaskulären Risikofaktoren. Zu den anderen Hauptrisikofaktoren zählen: niedriger HDL-Spiegel (‹40 mg/dl ♂, ‹50 mg/dl ♀), hoher LDL-Spiegel (›160 mg/dl), hoher Gesamtcholesterinspiegel; arterielle Hypertonie; Nikotinabusus; Alter; familiäre Häufung (genetische Prädisposition).
Andere Risikofaktoren sind u.a. Adipositas vom Apfel-Typ, Bewegungsmangel, artherogene Diät (fettreich, fleischreich, gemüsearm und vitaminarm), obstruktives Schlafapnoesyndrom.

Zu Antwort B

Die Hyperurikämie ist zwar mit dem metabolischen Syndrom vergesellschaftet, zählt allerdings nicht zu den wichtigsten kardiovaskulären Risikofaktoren.

Zu Antwort C

Schilddrüsenfunktionsstörungen (Hypo- und Hyperthyreose) begünstigen zwar die Entstehung der Arteriosklerose (Hypothyreose über Erhöhung des Cholesterins, die Hyperthyreose über u.a. die arterielle Hypertonie), zählen allerdings nicht zu den wichtigsten kardiovaskulären Risikofaktoren.

Zu Antwort D

Die somatoforme autonome Funktionsstörung zählt nicht zu den kardiovaskulären Risikofaktoren.

Zu Antwort E

Die arterielle Hypertonie ist einer der kardiovaskulären Hauptrisikofaktoren.

Prüfungstermin März 2019

Welche der folgenden Aussagen zur Leber und zu den Gallenwegen treffen zu? **A**

1. Konjugiertes (direktes) Bilirubin, ein Abbauprodukt des Hämoglobins, wird in den Leberzellen gespeichert.
2. Über die Galle werden auch Zwischen- und Endprodukte des Stoffwechsels sowie metabolisierte Hormone ausgeschieden.
3. In der Leber werden Gerinnungsfaktoren und Albumin produziert.
4. Die Leber nimmt nicht am Zuckerstoffwechsel teil.
5. Aus Stickstoff bildet die Leber Harnstoff.

Antwort A Nur die Aussagen 1, 2 und 3 sind richtig.

Antwort B Nur die Aussagen 1, 4 und 5 sind richtig.

Antwort C Nur die Aussagen 2, 3 und 4 sind richtig.

Antwort D Nur die Aussagen 2, 3 und 5 sind richtig.

Antwort E Nur die Aussagen 3, 4 und 5 sind richtig.

Antwort D ist richtig.

Zu Aussage 1

Direktes Bilirubin entsteht in den Hepatozyten durch Koppelung von unkonjugiertem (indirektem) Bilirubin an Glukuronsäure. Es wird mit dem Gallensaft in den Darm entlassen. Eine Speicherung in der Leber findet nicht statt.

Zu Aussage 2

Über den Gallensaft werden Zwischen- und Endprodukte des Stoffwechsels sowie metabolisierte Hormone ausgeschieden.

Zu Aussage 3

Die Leber bildet u.a. Gerinnungsfaktoren und Albumin. Andere Funktionen sind: Stoffwechsel (Aufbau und Abbau von Proteinen, Glukose und Fettsäuren, Cholesterinsynthese), Synthese (Akute-Phase-Proteine, Harnstoff, Harnsäure, Gallensaft), Entgiftung (Ammoniak, Alkohol, Medikamente), Speicherung (Vitamin B_{12}, K, A und D, Spurenelemente [Eisen und Kupfer], Blut).

Zu Aussage 4

Die Leber ist am Zuckerstoffwechsel über die Glykogensynthese, Glykogenolyse und Glukoneogenese beteiligt.

Zu Aussage 5

Harnstoff entsteht in der Leber aus Ammoniak (stickstoffhaltige Verbindung aus dem Aminosäure-Stoffwechsel) und Kohlendioxid.

Prüfungstermin März 2019

Welche der genannten Symptome passen zu einer diabetischen Neuropathie? A

1. Achillessehnenreflex (ASR) beidseitig nicht auslösbar
2. Sogenannte Reithosenanästhesie
3. Verminderte Herzfrequenzvariabilität
4. Erektile Dysfunktion
5. Hemiparese rechts

Antwort A Nur die Aussagen 1 und 4 sind richtig.

Antwort B Nur die Aussagen 2 und 5 sind richtig.

Antwort C Nur die Aussagen 3 und 4 sind richtig.

Antwort D Nur die Aussagen 1, 3 und 4 sind richtig.

Antwort E Nur die Aussagen 1, 2, 3 und 4 sind richtig.

Antwort D ist richtig.

Zu Aussage 1
Der Verlust/Abschwächung des Achillessehnenreflexes ist ein charakteristisches Symptom der Polyneuropathie. Andere Symptome sind u.a. symmetrische Sensibilitätsstörungen (von distal nach proximal), eingeschränktes Vibrationsempfinden, trophische Störung und motorische Schwäche.

Zu Aussage 2
Die Reithosenanästhesie ist ein typisches Symptom des Cauda-Syndroms. Es kommt durch Kompression der Cauda equina zustande.

Zu Aussage 3
Eine verminderte Herzfrequenzvariabilität (Herzfrequenzstarre) ist ein Symptom der autonomen Neuropathie. Während der körperlichen Belastung steigt die Herzfrequenz nicht adäquat an, und in Ruhe geht die Herzfrequenz nicht zurück.

Zu Aussage 4
Die erektile Dysfunktion ist ein Symptom der autonomen Neuropathie.

Zu Aussage 5
Eine Hemiparese ist auf Störungen des 1. Motoneurons, z.B. beim Apoplex, zurückzuführen. Bei der Polyneuropathie handelt es sich um eine stoffwechselbedingte Schädigung der peripheren Nerven.

Prüfungstermin März 2019

Welche Aussage zum Guillain-Barré-Syndrom (GBS) trifft zu? E

Antwort A Die Prognose ist bei einer Letalität von etwa 90 % sehr schlecht.

Antwort B Im Krankheitsverlauf kommt es regelhaft zu einer qualitativen und quantitativen Bewusstseinsreduktion.

Antwort C Eine sich von zentral nach peripher ausbreitende Lähmung (Paralyse) ist charakteristisch für das GBS.

Antwort D Der Erkrankung geht nicht selten eine Infektion der Atemwege oder des Magendarmtraktes voraus.

Antwort E Das GBS bezeichnet das Endstadium des Morbus Parkinson.

Antwort D ist richtig.

Zu Antwort A

Bei ca. 70 % der Patienten sind Verlauf und Prognose günstig. Die Symptome gehen meist vollständig zurück (in umgekehrter Reihenfolge ihres Auftretens). Für einen kleinen Teil der Patienten (ca. 5 %) ist der Verlauf letal.

Zu Antwort B

Das Bewusstsein ist nicht gestört.

Zu Antwort C

Die motorischen Störungen beginnen meist in der Peripherie und breiten sich nach proximal aus.

Zu Antwort D

Bei der Mehrzahl der Patienten zeigen sich die Symptome der Demyelinisierung ca. 2 Wochen nach einer Infektion, bevorzugt mit Cytomegalie-Viren, Mykoplasmen oder Campylobacter jejuni. Eine Häufung findet sich bei Patienten mit HIV. Selten wird das Syndrom auch nach Impfungen beobachtet.

Zu Antwort E

Das Guillain-Barré-Syndrom ist eine immunologisch-entzündliche Erkrankung der peripheren Nerven und Nervenwurzeln, die durch Demyelinisierung gekennzeichnet ist. Es kann in jedem Alter auftreten, eine Häufung findet sich im frühen Erwachsenenalter und v.a. bei älteren Menschen zwischen dem 50. und 70. Lj.

Prüfungstermin März 2019

Welche der folgenden Aussagen zu Gedächtnisstörungen trifft (treffen) zu? A

1. Störungen des Kurzzeitgedächtnisses sprechen gegen eine alkoholbedingte Korsakow-Psychose.
2. Störungen der Merkfähigkeit treten bei affektiven Störungen nicht auf.
3. Eine retrograde Amnesie ist der Verlust der Erinnerung an den Zeitraum, der nach einem Ereignis (z.B. Unfall) lag.
4. Bei Konfabulationen füllt ein Patient Erinnerungslücken mit Einfällen, die er selber für Erinnerung hält.
5. Paramnesien (Wahn- oder Trugerinnerungen) beinhalten das falsche Wiedererkennen von Situationen.

Antwort A Nur die Aussage 4 ist richtig.

Antwort B Nur die Aussagen 1 und 2 sind richtig.

Antwort C Nur die Aussagen 4 und 5 sind richtig.

Antwort D Nur die Aussagen 1, 4 und 5 sind richtig.

Antwort E Nur die Aussagen 2, 3 und 5 sind richtig.

Antwort C ist richtig.

Zu Aussage 1

Störungen des Kurzzeitgedächtnisses sprechen für ein Korsakow-Syndrom. Das Altgedächtnis bleibt relativ lange unangetastet. Andere Symptome sind Konfabulationen und Orientierungsstörungen.

Zu Aussage 2

Störungen der Merkfähigkeit können durchaus bei affektiven Störungen auftreten.

Zu Aussage 3

Bei einer retrograden Amnesie kann sich der Patient an die Zeit vor dem Unfallhergang nicht erinnern. Eine Erinnerungslücke, die nach einem Trauma auftritt, wird als anterograde Amnesie bezeichnet.

Zu Aussage 4

Typisch für Konfabulationen ist das Füllen von Erinnerungslücken mit spontanen Einfällen. Der Patient ist dabei von der Richtigkeit der Angaben überzeugt.

Zu Aussage 5

Paramnesien sind Gedächtnisstörungen mit falscher Erinnerung. Dazu zählen Déjà-vu-Erlebnisse oder Jamais-vu-Erlebnisse. Beim Déjà-vu-Erlebnis hat der Patient den Eindruck, bestimmte Sachen oder Prozesse schon einmal gesehen oder erlebt zu haben. Beim Jamais-vu-Erlebnis erscheinen z. B. Orte fremd.

Prüfungstermin März 2019

Welche Aussagen zu MRSA (Methicillin-resistenter Staphylococcus aureus) treffen zu? **M**
Wählen Sie **zwei** Antworten!

Antwort A Die meisten MRSA sind resistent gegen alle Antibiotika.

Antwort B MRSA treten ausschließlich in Krankenhäusern auf.

Antwort C Eine Übertragung vom Tier auf den Menschen ist möglich.

Antwort D Jeder Mensch hat einige MRSA im Nasenraum.

Antwort E Desinfektionsmittel, die gegen Staphylokokken wirksam sind, töten normalerweise auch MRSA ab.

Antworten C und E sind richtig.

Zu Antwort A

MRSA ist v.a. gegenüber Methicillin resistent. Inzwischen gibt es zusätzliche Resistenzen gegenüber anderen Antibiotikagruppen, aber keine Resistenz gegenüber allen Antibiotika.

Zu Antwort B

MRSA ist ein wichtiger Keim bei nosokomialen Infektionen. Die Übertragung erfolgt v.a. über Hände des Pflege- und ärztlichen Personals. Die Aufnahme der Keime kann aber überall erfolgen. Typische Besiedlungen finden sich in Nasenvorhof, Rachen und chronischen Wunden. Gesunde Personen sind asymptomatisch, immunsupprimierte Patienten zeigen z. T. septische Verläufe.

Zu Antwort C

MRSA wird v. a. über Hautkontakt übertragen. Andere Infektionsquellen sind Stoffe, Gegenstände (z. B. Nachttische) oder auch Tiere wie Hunde, Katzen und Schweine.

Zu Antwort D

Nicht jeder Mensch ist MRSA-Träger. Schätzungen zufolge sind ca. 30 % der Bevölkerung MRSA-Träger, wobei die Keime vor allem in der Nase, an der Haut und im Rachenraum vorkommen.

Zu Antwort E

MRSA können durch Desinfektionsmittel normalerweise ebenso abgetötet werden wie andere Staphylokokken. Die konsequente Durchführung der hygienischen Händedesinfektion ist daher elementar.

Prüfungstermin März 2019

A

Welche der folgenden Aussagen treffen zu?
Die Entstehung von Nierensteinen wird gefördert durch:

1. Oxalsäurereiche Kost
2. Hyperparathyreoidismus
3. Proteinreiche Ernährung
4. Hyperurikämie
5. Harnwegsinfektionen

Antwort A Nur die Aussagen 3 und 4 sind richtig.

Antwort B Nur die Aussagen 1, 2 und 5 sind richtig.

Antwort C Nur die Aussagen 1, 4 und 5 sind richtig.

Antwort D Nur die Aussagen 1, 3, 4 und 5 sind richtig.

Antwort E Alle Aussagen sind richtig.

Antwort E ist richtig.

Zu Aussage 1
Oxalsäurereiche Kost kann die Entstehung der Kalziumoxalatsteine begünstigen.

Zu Aussage 2
Hyperparathyreoidismus ist ein Risikofaktor für Kalziumphosphatsteine.

Zu Aussage 3
Proteinreiche Ernährung ist ein Risikofaktor für die Steinentstehung an der Niere.

Zu Aussage 4
Hyperurikämie ist ein Risikofaktor für die Entstehung der Uratsteine.

Zu Aussage 5
Harnwegsinfektionen begünstigen die Entstehung der Struvitsteine. Andere Risikofaktoren für die Entstehung von Nierensteinen sind mangelnde Flüssigkeitszufuhr, Abflussbehinderungen, u.a. durch Steine, Narbenbildung, angeborene Fehlbildungen, Erkrankungen der Prostata und familiäre Disposition.

Prüfungstermin März 2019

Welche der folgenden Aussagen treffen zu? M

Wählen Sie **zwei** Antworten!

Ein Patient mit bekannter Abhängigkeitserkrankung befindet sich in Ihrer regelmäßigen Behandlung. Beim aktuellen Termin zeigt er ein verändertes Verhalten. Zusätzlich fallen Ihnen sehr weite Pupillen (Mydriasis) auf.

Im Rahmen der Differenzialdiagnose spricht dies am ehesten für die Einnahme von

Antwort A Methamphetamin

Antwort B Buprenorphin (z.B. Subutex ®)

Antwort C Heroin

Antwort D Kokain

Antwort E Morphin

Antworten A und D sind richtig.

Zu Antwort A

Methamphetamin-Konsum kann folgende Symptome hervorrufen: v.a. Steigerung der Leistungsfähigkeit, Drosselung von Hunger, Durst und Schlafbedürfnis, Unruhe, Enthemmung, euphorische Zustände, Kritiklosigkeit, paranoid-halluzinatorische Symptome. Die körperlichen Symptome sind HF ↑, RR ↑, Fieber, Mydriasis.

Zu Antwort B

Beim Buprenorphin-Konsum (Opiat) finden sich ähnliche Wirkungen wie beim Heroinkonsum.

Zu Antwort C

Folgende Symptome weisen auf ein Heroinkonsum (Opiat) hin: Euphorie, Flush, Affektlabilität und Wesensänderung. Bei den körperlichen Symptomen finden sich HF ↓, RR ↓, Miosis, Inappetenz mit Gewichtsverlust, Tremor und blass-fahle Haut.

Zu Antwort D

Der Kokainkonsum kann folgende Symptome liefern: Euphorie, subjektive Leistungssteigerung, Rededrang, Libidosteigerung, Reduktion von Hunger, Durst und Schlafbedürfnis, Halluzinationen und paranoide Symptome. Bei den körperlichen Symptomen finden sich u.a. HF ↑, RR ↑, Mydriasis, pektanginöse Beschwerden.

Zu Antwort E

Beim Morphin-Konsum (Opiat) finden sich ähnliche Wirkungen wie beim Heroinkonsum.

Prüfungstermin März 2019

Welche Aussage zum Phäochromozytom trifft zu?

E

Antwort A Das Phäochromozytom ist ein Tumor des Knochenmarks.

Antwort B Die Katecholamine sind vermindert.

Antwort C Leitsymptom ist eine bräunliche Verfärbung der Haut.

Antwort D Typische Symptome sind Hypertonie und Herzklopfen.

Antwort E Typisch ist eine erhebliche Gewichtszunahme.

Antwort D ist richtig.

Zu Antwort A
Das Phäochromozytom ist ein katecholaminproduzierender Tumor des Nebennierenmarks oder seltener der sympathischen Ganglien (extraadrenales Phäochromozytom).

Zu Antwort B
Tumoren des NNM produzieren vorwiegend Adrenalin, die extraadrenalen meist Noradrenalin. Die Symptome ergeben sich aus der übermäßigen Katecholaminwirkung.

Zu Antwort C
Eine bräunliche Verfärbung ist typisch für den Morbus Addison (Nebennierenrindeninsuffizienz) oder die Hämochromatose.

Zu Antwort D
Typische Symptome des Phäochromozytoms sind Hypertonie entweder als intermittierende oder Dauerhypertonie mit Kopfschmerzen, Tachykardie, Tachyarrhythmie und andere Herzrhythmusstörungen. Ferner ist ein blasses Gesicht durch Vasokonstriktion (weiße Hypertonie), Schwitzen, Tremor und Unruhe typisch. In aller Regel nehmen die Patienten an Gewicht (katabole Wirkung) ab.

Zu Antwort E
Im Zuge des Phäochromozytoms kommt es zu einem Gewichtsverlust.

Prüfungstermin März 2019

Welche der folgenden Aussagen zu Meningitis treffen zu? **A**

1. Eine Meningitis kann durch Viren und Bakterien verursacht werden.
2. Gegen bestimmte Erreger der bakteriellen Meningitis stehen Impfungen zur Verfügung.
3. Besteht der Verdacht auf eine Meningitis, sollte eine Lumbalpunktion mit Liquorentnahme durchgeführt werden.
4. Trinkschwäche und Schlaffheit können bei Säuglingen erste Symptome sein.
5. Nackensteifigkeit ist ein typisches Krankheitszeichen.

Antwort A Nur die Aussagen 2 und 3 sind richtig.

Antwort B Nur die Aussagen 2 und 5 sind richtig.

Antwort C Nur die Aussagen 1, 3 und 4 sind richtig.

Antwort D Nur die Aussagen 2, 4 und 5 sind richtig.

Antwort E Alle Aussagen sind richtig.

Antwort E ist richtig.

Zu Aussage 1
Die Erreger der Meningitis können Bakterien, Viren und Pilze (selten) sein. Die häufigsten Erreger der Meningitis sind Meningokokken, Pneumokokken und HiB. Virale Meningitiden werden u.a. durch FSME verursacht.

Zu Aussage 2
Die problematischsten Keime stellen Meningokokken dar. Es stehen Impfungen (Totimpfung) gegen die Meningokokken-Typen A, B, C, W und Y zur Verfügung. Gegen Pneumokokken und HiB stehen ebenfalls Impfungen zur Verfügung.

Zu Aussage 3
Bei V.a. auf Meningitis wird neben der klinischen Untersuchung eine Blutuntersuchung (Entzündungszeichen) und Untersuchung des Liquors (Zellzahl, Zelldifferenzierung, Eiweiß, Glukose, Erregerbestimmung) durchgeführt.

Zu Aussage 4
Bei Säuglingen können u.a. Trinkschwäche, Unruhe, Atemstörungen, Licht- und Berührungsempfindlichkeit, Apathie und vorgewölbte Fontanellen auftreten.

Zu Aussage 5
Neben Nackensteifigkeit treten Kopfschmerzen, Fieber, schweres Krankheitsgefühl, Lichtscheu, Bewusstseinstrübung, Desorientierung, Halluzinationen, Übelkeit und Erbrechen auf.